Abracadabra

Umschlagvorderseite:
Der heilige Magnus heilt einen Blinden, Miniatur des St. Galler Mönchs Luitherus in einer lateinischen Magnus-Vita, um 1135 (Detail).
St. Gallen, Stiftsbibliothek Cod. Sang. 565 (S. 242)

Abracadabra
Medizin im Mittelalter

Sommerausstellung
8. März bis 6. November 2016

Verlag am Klosterhof, St. Gallen 2016

Gestaltung und Satz
TGG Hafen Senn Stieger, St. Gallen

Druck und Ausrüstung
Cavelti AG, Gossau

Bestelladresse
Stiftsbibliothek St. Gallen
Postfach
9004 St. Gallen/Schweiz
stibi@stibi.ch
www.stiftsbibliothek.ch
ISBN 978-3-905906-18-9

Die Stiftsbibliothek St. Gallen dankt Novartis AG
für die finanzielle Unterstützung dieser Publikation.

Vorwort

Die Erfahrung von Krankheit und Verletzung, aber auch von Heilung und Genesung ist uns allen nahe. Sie betrifft jede und jeden unmittelbar körperlich und seelisch, sie zeigt die Grenzen unserer Existenz und bringt starke Empfindungen mit sich: Angst und Schmerz, aber auch Hoffnung und Zuversicht. Die Medizin dreht sich deshalb als Theorie und Praxis des Heilens nicht nur um unseren Körper, sondern auch um unseren Geist und unsere Kultur. Ihre Geschichte ist auch eine Geschichte des Menschlichen, der Umgang mit Kranken und Leidenden ein wichtiges Element in jeder kulturellen Entwicklung. Darin spiegeln sich auch die Ausprägung von Wertesystemen und die Entwicklung von Wissenschaft und Technik.

Unsere Ausstellung *Abracadabra – Medizin im Mittelalter* befasst sich mit der Entwicklung von Medizin und Krankensorge von etwa 500 bis 1500. Was den Umgang mit Krankheit betrifft, geschah in diesen tausend Jahren Entscheidendes. Trotzdem wird das Mittelalter heute in der Medizingeschichte, die sich auf die Zeit seit der Aufklärung konzentriert, vernachlässigt. Auch viele Quellen sind bisher noch unediert.

Umso lohnender ist es, die Entwicklung der Medizin im Mittelalter in Erinnerung zu rufen. Sie ist in den Handschriften der Stiftsbibliothek St. Gallen in einzigartiger Weise überliefert. Christentum und Klöster leisteten wichtige Beiträge zur Entwicklung der Theorie und Praxis des Heilens. Zum einen sammelten sie das Medizinalwissen der Antike, welches im Zeichen der Viersäftelehre von Hippokrates und Galen stand, zum andern dokumentierten sie auch das Wissen der Volksmedizin. Die Wirksamkeit der Therapien war beschränkt, weshalb das Repertoire durch magische Praktiken erweitert wurde – etwa beim titelgebenden *Abracadabra*.

Der wohl wichtigste Beitrag des Mittelalters zur Entwicklung der Medizin war die Einbettung der Krankenpflege in ein religiöses Wertesystem des barmherzigen zwischenmenschlichen Helfens. Diese christliche Haltung beruhte auf dem Evangelium, zum einen auf der heilenden Tätigkeit Jesu, des «Heilands» selber, zum andern auf der Idee der Nächstenliebe, wie sie in der berührenden Geschichte des barmherzigen Samariters ausgedrückt ist.

Davon führt eine direkte Linie zu den Bestimmungen für die Krankensorge in der Benediktsregel und zur darauf gründenden Klostermedizin. Der medizinische Bezirk auf dem berühmten St. Galler Klosterplan bezeugt, dass in den frühmittelalterlichen Klöstern für die Entwicklung der Spitalinfrastruktur Grundlegendes geleistet wurde. Und Notker der Arzt von St. Gallen ist das bedeutendste Beispiel eines Mönchsarzts, das uns überliefert ist. Er verfügte über erstaunliche Kenntnisse und Fertigkeiten.

Im Umgang mit dem Leid Kranker und Sterbender stellte die Kirche Erklärungsmuster und Rituale bereit. Die Wunderheilungen in den Heiligengeschichten waren Ausdruck des Glaubens an die Kraft Gottes. Das Leiden Christi am Kreuz konnte im Angesicht des Todes Trost geben. Gebete halfen, mit einem schlimmen Schicksal umzugehen, und verbanden die Not im Diesseits mit der Hoffnung auf das Jenseits.

Im Spätmittelalter intensivierte sich der Diskurs unter den Ärzten, wobei der Einfluss der arabischen Medizin über die Schule von Salerno anregend wirkte. Jetzt wurde die Medizin zum Universitätsfach. Im Wesentlichen blieben Diagnose und Therapie freilich im Viersäfteprinzip Galens gefangen. Erst im 16. Jahrhundert befreite Paracelsus die Medizin aus diesem Schema.

Die Auseinandersetzung mit den kulturgeschichtlichen Grundlagen unserer Krankensorge ist auch ein Beitrag an das von Papst Franziskus ausgerufene ausserordentliche Heilige Jahr. In der ehemaligen Stiftskirche und heutigen Kathedrale ist nur wenige Schritte von der Stiftsbibliothek entfernt eine Pforte der Barmherzigkeit geöffnet. Der Besuch der Ausstellung lässt sich gut mit dem Gang dorthin verbinden.

Erneut wurde die Ausstellung vom wissenschaftlichen Team der Stiftsbibliothek erarbeitet. Ich danke insbesondere meinen Mitarbeitern Philipp Lenz und Franziska Schnoor für die vertrauensvolle Zusammenarbeit, und dem ganzen Personal für die wie immer tatkräftige Mithilfe. Am Katalog mitgewirkt haben ausserdem Kay Jankrift, Universität Münster, und Frank Petersen, Novartis Basel. Auch ihnen gilt mein Dank.

Cornel Dora, Stiftsbibliothekar

Wertvolle Wurzeln des Gesundheitswesens

Wer sich heute mit dem Gesundheitswesen befasst, sieht sich mit zwei grossen Fragen konfrontiert: Die erste, wichtigere, betrifft den Segen einerseits und die Grenzen andererseits von medizinischen Angeboten, die letztlich dem Menschen dienen müssen. Die zweite, notwendige, ist die finanzielle Sicherung und die effiziente Aufgabenteilung von Staat und privatem Sektor im gesamten Bereich.

Die Diskussion über diese Dinge wird von Interessengruppen geführt: Ärzten, Spitalverantwortlichen, Krankenkassen, Parteien, Vertretern von Pharmaindustrie, Gesundheitsökonomie, Standesorganisationen, Konsumentenverbänden, Datenschützern, Ethikerinnen und Ethikern und letztlich von allen Stimmbürgerinnen und -bürgern. Die Aufgabe ist komplex und anspruchsvoll, Lösungen entsprechen oft der Quadratur des Zirkels und verlangen von allen Beteiligten Verständnis für das Ganze und Kompromissbereitschaft.

In diesem Zusammenhang ist es wertvoll, den Wurzeln unseres Gesundheitssystems nachzugehen. Gerade in St. Gallen ist das lohnend, denn die Stiftsbibliothek bewahrt ein einzigartiges Quellenkorpus zur Geschichte der Medizin im Mittelalter. In dieser Epoche wurde das Wissen der antiken Medizin gesichert und weiterentwickelt. Vor allem aber entstand eine Sozialethik des Heilens, der Kranken- und Armensorge, welche bis heute unser Handeln im Sozialbereich wesentlich bestimmt.

Der wohl eindrücklichste Baustein dieser Sozialethik ist die Geschichte vom barmherzigen Samariter im zehnten Kapitel des Lukasevangeliums. Diese biblische Erzählung wurde im 6. Jahrhundert durch die Institutionalisierung der Krankensorge in der Benediktsregel ergänzt. In unserer heutigen Leistungsgesellschaft, die von individualistischen Nutzenüberlegungen geleitet wird, ist es wichtig, an die Werte des barmherzigen Samariters und Benedikts zu erinnern. Es geht um den Menschen, nicht um den *homo oeconomicus.*

Neben den ethischen Grundlagen finden sich in der Stiftsbibliothek auch älteste Quellen zur Infrastruktur des europäischen Spitalwesen. Vom heiligen Otmar ist bezeugt, dass er in der ersten Hälfte des 8. Jahrhunderts dort, wo heute das Blaue Haus an der Gallusstrasse steht, ein Spital für Aussätzige einrichtete, die er persönlich pflegte. Ein Jahrhundert später zeigt der berühmte St. Galler Klosterplan einen differenziert ausgestalteten medizinischen Bezirk mit Spital, Kirche, Behandlungs-, Aufenthalts- und Verpflegungsräumen, Intensivstation, Apotheke, Kräutergarten, Aderlasshaus sowie Küche und Bad.

Die mitmenschliche Haltung, die den barmherzigen Samariter zu seiner Krankensorge motivierte, und die Sorgfalt, die in der infrastrukturellen Zeichnung des Spitalbezirks auf dem Klosterplan sichtbar ist: Beides können durchaus inspirierende und lehrreiche Bezugspunkte für die Diskussion um unser Gesundheitswesen der Zukunft sein.

Heidi Hanselmann, Vorsteherin des
Gesundheitsdepartements des Kantons St. Gallen

Von der Magie zur wissenschaftsbasierten Medizin

Der Fortschritt der modernen Medizin beruht auf unserem stetig wachsenden Verständnis der Wirklichkeit, der die Wissenschaft seit Jahrhunderten in vielen kleinen Schritten und manchmal – begünstigt durch den glücklichen Zufall – in grossen Sprüngen ihre Geheimnisse entlockt und so unser Bild des Menschen und der Welt kontinuierlich verändert.

Die jüngsten Durchbrüche im Bereich der Genetik, Onkologie, Immunologie oder Infektionsbiologie sind Teil dieser langen Geschichte, die es den Forschern heute erlaubt, eine genauere Vorstellung der hochkomplexen Eigenschaften des menschlichen Körpers zu entwickeln, um Krankheiten effizienter zu behandeln oder gar zu heilen.

So lässt sich heute das menschliche Genom mit leistungsstarken Computern innerhalb weniger Tage «lesen». Mit bildgebenden Verfahren können Hirnfunktionen genau kartiert und dank gentechnischer Methoden mit neuartigen Gewebekulturmethoden in vitro erforscht werden, so dass Leiden wie Alzheimer oder Schizophrenie besser verstanden werden und sich in Zukunft neue Therapien entwickeln lassen könnten.

Was noch vor kurzem ins Reich der Phantasie gehörte und nur in *Science-Fiction*-Geschichten Gestalt fand, ist in Labors zur Realität geworden und zeigt, dass sich die Fortschritte in den pharmazeutischen und medizinischen Wissenschaften kontinuierlich beschleunigen und unser heutiges Wissen bereits morgen überholt sein kann.

Aus dieser Perspektive sind auch die Anfänge der Medizin in der frühen Menschheitsgeschichte zu würdigen, als Magie und Medizin zunächst eine Einheit bildeten und der Blick des Menschen auf die Welt von Geister- und Dämonenglauben geprägt war.

Vielleicht können wir heute darüber schmunzeln, dass sich der römische Gelehrte Quintus Serenus Sammonicus einer Zauberformel bediente, um Malaria zu behandeln. Mit welchem Erfolg dies geschah, kann nur vermutet werden. Doch während das magische *Abracadabra* zur antiken Medizin gehörte, wurden zur gleichen Zeit auch neue, auf Natursubstanzen beruhende Behandlungsmethoden entwickelt, die die Ausgangsbasis der sich im 19. Jahrhundert entwickelnden pharmazeutischen Industrie schufen.

Bis heute ist die Innovationskraft der Natursubstanzen für die Humantherapie ungebrochen. Erst kürzlich erhielt die chinesische Wissenschaftlerin Youyou Tu den Nobelpreis für Medizin für ihren Beitrag zur Isolierung des Antimalariawirkstoffs Artemisinin aus dem Einjährigen Beifuss. Beim Studium antiker Schriften der traditionellen chinesischen Medizin war sie auf die Heilpflanze gestossen, die schon früh bei Malaria eingesetzt wurde.

Novartis, die selbst über jahrzehntelange Erfahrung im Bereich der Naturstoffforschung verfügt, konnte dank diesen Erkenntnissen zusammen mit chinesischen Forschungsgruppen ein innovatives Malariamedikament entwickeln und forscht auf der Grundlage der Sekundärwirkstoffe von Heilpflanzen und Mikroorganismen weiter nach neuen Lösungen, um Krankheiten wie Krebs oder multiple Sklerose zu behandeln.

Triebfedern des wissenschaftlichen Fortschritts sind seit jeher die Begeisterung für das Neue, der offene Austausch des Wissens und der Respekt vor den Errungenschaften anderer, aber auch die Fähigkeit, wissenschaftliche Erkenntnisse auf andere Forschungsgebiete zu übertragen. Gerade diese Merkmale kreativen Schaffens haben die Humanmedizin in die Moderne geführt.

Auch wenn die heutige Medizin das magische Denken längst hinter sich gelassen hat und innovative Diagnosemethoden und Therapieformen das Sicht- und Machbare immer weiter ausdehnen, so bleibt das Leben ungeachtet dieses wissenschaftlichen Fortschritts immer auch ein Wunder, das sich nicht vollständig erfassen und beschreiben lässt.

Die Medizin der Antike und die daraus hervorgegangene Klostermedizin des Mittelalters mögen manchem vielleicht fremd oder gar naiv erscheinen. Doch in ihrem Bestreben, Krankheiten zu erkennen und zu unterscheiden, sie auf eine Ursache zurückzuführen und nach Wegen zu suchen, diese Leiden wirkungsvoll zu behandeln und zu heilen, war sie immer auch visionär und bildet bis heute die Grundlage aller Heilberufe und ihrer angrenzenden Wissenschaften.

Dr. Jörg Reinhardt, Präsident des Verwaltungsrats, Novartis

oratione miserunt eum in hospitium suum tribuen
tes ei prout poterant necessaria et conuiuatorem
eligentes. Sicque prefatus presbiter pernoctans cum eis.
orto mane orantes coram sepulchro beati galli et
benedicentes dominum atque uale dicentes fratribus qui ibi
erant. simul profecti sunt arripientes iter iuxta la
cum brigantinum relinquentes eum in sinistra parte

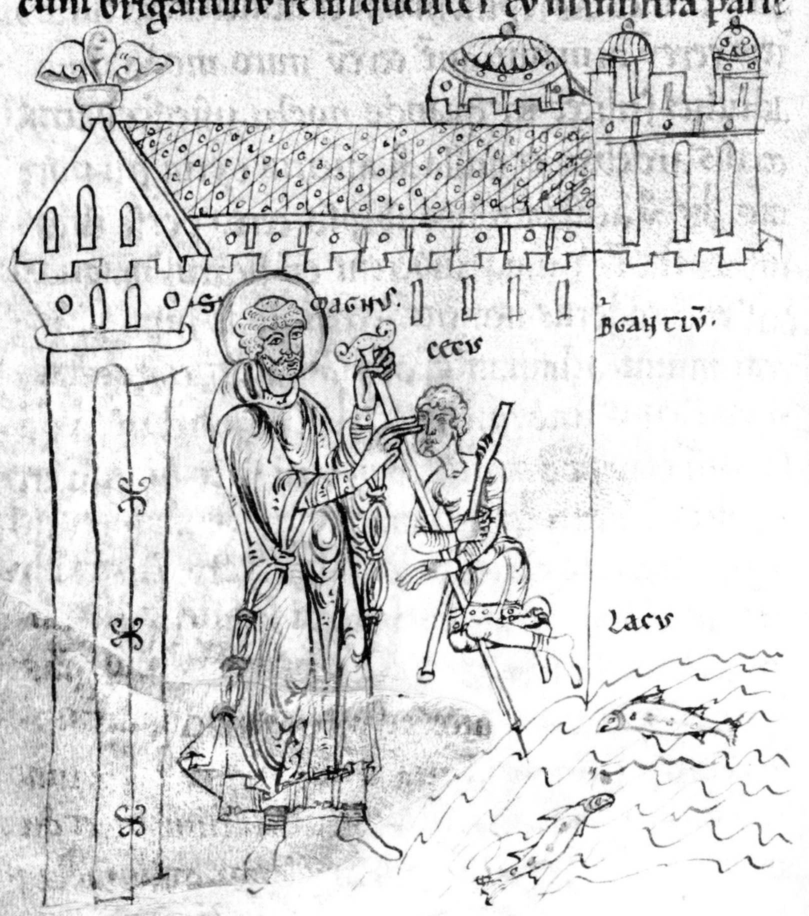

Der heilige Magnus heilt einen Blinden, Miniatur des St. Galler Mönchs Luitherus in einer lateinischen Magnus-Vita, um 1135.
St. Gallen, Stiftsbibliothek Cod. Sang. 565 (S. 242)
Pergament
505 Seiten, 25 × 17 cm
St. Gallen,
10.–13. Jahrhundert

Zur Einführung: Frühmittelalterliche Heilkunde

Kay Jankrift

Krankenpflege und Armenfürsorge nach dem Gebot christlicher Nächstenliebe zählten zu den ideellen Pfeilern des benediktinischen Mönchtums. Die Regel, die Benedikt von Nursia (um 480–547) für das im Jahre 529 von ihm begründete Kloster auf dem Monte Cassino verfasst hatte, legte den Mönchen ans Herz, den Dienst an ihren kranken Mitbrüdern so zu versehen, als seien diese Christus selbst.[1] Wie sehr sich der Klostergründer bei seinen Ausführungen von praktischen Erfahrungen leiten liess, scheint in der Ermahnung an die Kranken auf, sie möchten ihre pflegenden Brüder nicht ungebührlich in Anspruch nehmen. Den Pflegern wiederum trug Benedikt Nachsicht gegenüber ungeduldigen Kranken auf. Dem Abt oblag die Verantwortung dafür, dass es dem Pflegebedürftigen an nichts mangelte. Die Benediktsregel setzt das Oberhaupt der Gemeinschaft mit einem Arzt gleich, dessen Aufgabe darin besteht, die Gebrechen der Brüder zu heilen, die an ihrer Seele erkrankt sind.[2] Das Kloster wurde damit zu einem Ort zur Pflege des seelischen Heils *(cura animae)* wie auch der körperlichen Heilung *(cura corporis)*. Als normative Grundlage für den Umgang monastischer Gemeinschaften mit Bedürftigen entfaltete die *Regula Benedicti* nachhaltige Wirkung. Sie schuf erstmals einen Rahmen für die institutionelle Krankenversorgung und trug dadurch massgeblich zur weiteren Entwicklung der frühmittelalterlichen Heilkunde bei.[3]

Ihren Niederschlag fanden die Bestimmungen der Benediktsregel nicht zuletzt in der Anlage mittelalterlicher Klöster. Dies spiegelt idealtypisch der berühmte *Sankt Galler Klosterplan* wider. Er zeigt einen monastischen Gebäudekomplex, der ein Hospital für die kranken Mitbrüder nebst Unterkunft für den Arzt und einem Kräutergarten, aber auch Bauten zur zeitweisen Beherbergung Hilfsbedürftiger umfasst. Die klösterliche Architektur orientierte sich an den Massgaben der antiken, durch Hippokrates von Kos (um 460–um 370 v. Chr.) und Galen von Pergamon (um 130–um 200) geprägten Vorstellungen der Heilkunde. Demnach war das rechte Mass der sogenannten «sechs nicht-natürlichen Dinge» *(sex res non naturales)* unabdingbar für die Gesunderhaltung.[4] Dies umfasste die Ausgewogenheit von Speise und Trank *(cibus et potus)*, Bewegung und Ruhe *(motus et quies)*, Schlafen und Wachen *(somnus et vigilia)*, frischer Luft und Licht *(aer et lux)* sowie die Anregung des Gemüts *(affectus animi)* und den geregelten Stoffwechsel *(excreta et secreta)*. Um eine ausreichende Frischluftzufuhr zu gewährleisten, befanden sich die Dormitorien stets im Obergeschoss.

Auch die Krankenpflege war grundlegend auf das Konzept der *sex res non naturales* ausgerichtet. Gemäss der hippokratisch-galenischen Lehren, welche die Heilkunde bis weit in die frühe Neuzeit hinein prägten, wurde jede Erkrankung durch ein Ungleichgewicht der vier Körpersäfte (Blut, Schleim, gelbe und schwarze Galle) hervorgerufen. Um die Genesung herbeizuführen, galt es, dem Kranken im ausgewogenen Mass die *sex res non naturales* zuteil werden zu lassen und den Fluss des jeweils überschüssigen, krankmachenden Saftes wieder ins Lot zu bringen. Die Heilmittel, mit denen die Mönchsärzte die Behandlung unterstützten, dienten dem gleichen Zweck.

Ein herausragendes Zeugnis dieser frühmittelalterlichen Heilkunde ist das um 795 verfasste *Lorscher Arzneibuch.*[5] Das Werk belegt, dass die Klöster zu dieser Zeit gleichsam Stätten der Bildung und Wissensüberlieferung waren. Es zeigt aber ebenso, dass die Ausübung der Heilkunde durch die Mönchsärzte innerhalb der Kirche durchaus auf ein geteiltes Echo stiess. So sah sich der anonyme Verfasser veranlasst, seiner Abhandlung eine Rechtfertigung mit den Worten voranzustellen: «Ich bin gezwungen denen zu erwidern, die sagen, dass in diesem Buch nur wenig Wahres geschrieben stehe.»[6] Der wohl prominenteste Vertreter klösterlicher Heilkunst begegnet uns in der Gestalt Notkers von St. Gallen († 975, vgl. S. 88–97), von dessen legendären Fähigkeiten als Arzt der gelehrte Leiter der Klosterschule, Ekkehart IV. (um 980–nach 1057), in seinen *Casus Sancti Galli* berichtet.[7] Nach mittelalterlichen Vorstellungen bestand indes kein Zweifel daran, dass jeder Heilkundige nur als Werkzeug Gottes wirkte. Christus selbst, der *Christus Medicus,* galt als der allerhöchste Arzt.[8] Ohne göttlichen Beistand gab es keine Aussicht auf Heilung. Durch Gebete um die Fürsprache der Heiligen, so die zeitgenössische Auffassung, liess sich die Hilfe des Allmächtigen gewinnen. Diese manifestierte sich insbesondere in Heilungswundern, über die mittelalterliche Chronisten vielfach in ihren Werken berichten.[9]

Wenngleich die Kenntnis des Griechischen mit der Völkerwanderung im Abendland stark abgenommen hatte, so verstanden es die gelehrten Mönche doch, den in lateinischer Sprache überlieferten Wissensschatz der antiken Heilkunde zu bewahren und mit christlichem Gedankengut angereichert zu nutzen. Herausragende Bedeutung erlangte dabei die berühmte, noch vor dem Jahr 1000 entstandene Schule von Salerno im Süden Italiens.[10] Die Kunstfertigkeit der dort wirkenden Ärzte war weithin berühmt. Zur höchsten Blüte gelangte die Medizinschule, als der aus Nordafrika stammende Constantinus Africanus († um 1087) am Vorabend der 1096 einsetzenden Kreuzzüge in den Vorderen Orient eine grosse Zahl der bedeutendsten heilkundlichen Schriften aus dem Arabischen übersetzte.[11] Darunter auch solche Texte, die zunächst von orientalisch-christlichen Gelehrten vom Griechischen ins Altsyrische und einige Zeit nach der Eroberung von Teilen des Byzantinischen Reiches und des Zweistromlandes durch die Muslime ins Arabische übertragen worden waren.

Lorscher Arzneibuch
Bamberg, Staatsbibliothek
Msc. Med. 1, fol. 62v–63r

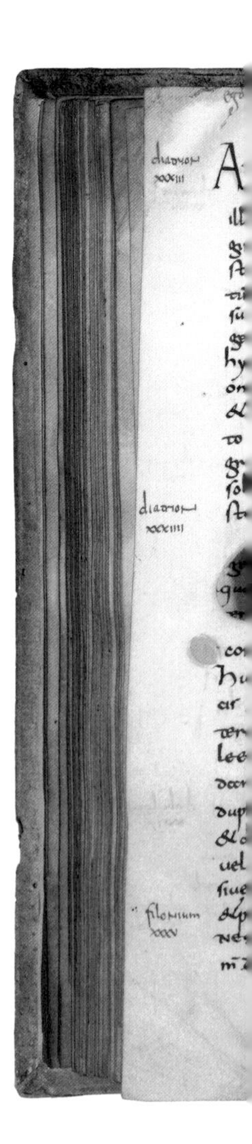

Die klösterliche Schriftkultur hat dazu beigetragen, das Frühmittelalter als Epoche anzusehen, in welcher die Heilkunde nahezu ausschliesslich durch die in monastischen Gemeinschaften tätigen Ärzte betrieben wurde. Die Ausführungen der *Leges Visigothorum,* der zwischen dem späten 5. und dem Ende des 7. Jahrhunderts niedergelegten Rechte der Westgoten, werfen indes ein Schlaglicht auf die medizinische Praxis jenseits der Klostermauern.[12] Die Bestimmungen zielen nicht auf die in den Klöstern tätigen Heilkundigen, sondern auf weltliche Ärzte und ihren Umgang mit den von ihnen behandelten Kranken ab. Der Ablauf der Behandlung ist in diesem Rahmen detailliert geregelt.

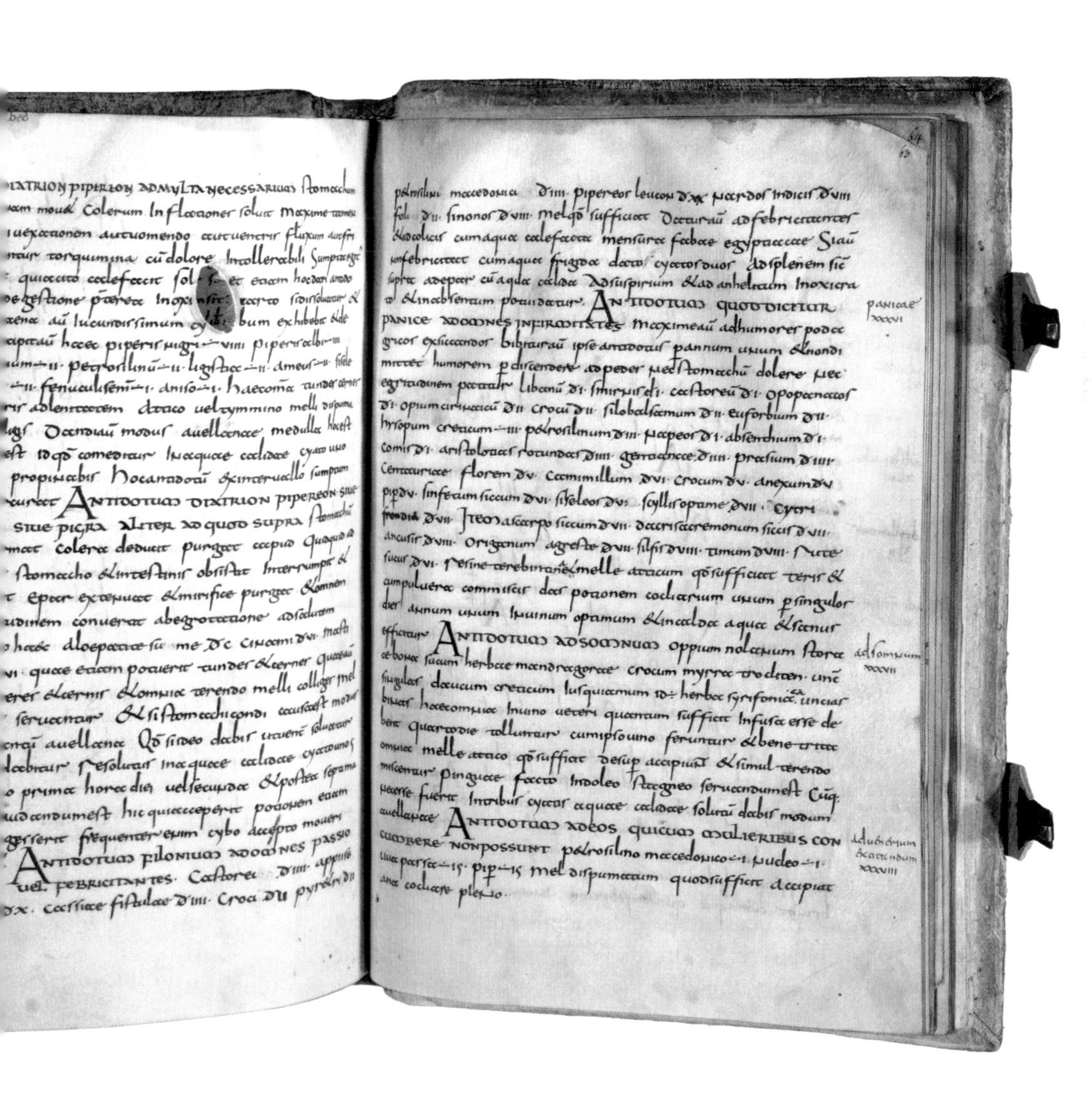

Bevor der Heilkundige seinen Patienten aufsuchte, sollte der Besuch zunächst vereinbart werden. Diese Abrede stellte den ersten Schritt zu einer vertraglichen Bindung beider Seiten dar. Bei seinem darauf folgenden Besuch war der Arzt gehalten, den Zustand des Kranken in Augenschein zu nehmen. Erst dann wurde die Entscheidung darüber getroffen, ob der gerufene Heilkundige die Behandlung aufnahm. Willigte dieser ein, so musste er eine Kaution entrichten, die in ihrer gesamten Höhe verfiel, wenn der Arzt die Leiden nicht zu lindern vermochte und der Patient verstarb. Mit dem Ableben eines Kranken erlosch zugleich jeglicher Anspruch des Behandlers auf eine Entlohnung für die von ihm erbrachten Leistungen. Darüber hinaus zogen unsachgemässe Behandlungen, durch die der Patient geschädigt anstatt zur Gesundheit zurück geführt wurde, empfindliche Geldbussen für den Arzt nach sich. Die Höhe dieser Strafzahlungen war in den westgotischen Gesetzen ebenfalls geregelt. Kam ein freier Mann zu Schaden, war eine Entschädigung von 150 Schillingen zu entrichten. Sofern die Einsatzkraft eines Knechts durch einen ärztlichen Behandlungsfehler beeinträchtigt worden war, musste der Behandler dessen Herrn einen Ersatzmann zur Verrichtung der Dienste stellen. Freie Frauen durften von einem Arzt nur in Gegenwart des Vaters, der Mutter oder eines nahen Verwandten zur Ader gelassen werden. Der Aderlass galt bis weit in die frühe Neuzeit hinein neben der Gabe von Brech- oder Abführmittel als eine bevorzugte Massnahme, um den Körper von vermeintlich krankmachender Materie zu reinigen und das Gleichgewicht der Säfte zu regulieren.[13] Durch die Präsenz von Familienmitgliedern während der Behandlung sollte sichergestellt werden, dass der Arzt nicht in unziemlicher Weise Umgang mit der behandelten Frau hatte oder es gar zu sexuellen Handlungen kam. Missachtete ein Heilkundiger die Vorschrift, seine Therapien nur im Beisein Dritter durchzuführen, war er verpflichtet, dem Ehemann oder der Familie der Frau ein Bussgeld von 10 Schillingen auszuhändigen.

Das westgotische Recht verbot Ärzten darüber hinaus, Gefangene während deren Kerkerhaft zu besuchen. Diese Massnahme sollte dem Fall vorbeugen, dass der Heilkundige dem Inhaftierten durch Gabe eines Giftes beim Selbstmord half und dieser sich auf diese Weise der Folter oder gar der Vollstreckung eines Todesurteils entzog. Verstiess ein Arzt gegen dieses Verbot, drohte ihm selbst die Hinrichtung.

Andererseits erscheinen Heilkundige in den *Leges Visigothorum* zugleich als Personen, die durch das Recht in besonderer Weise geschützt werden. So durfte kein Arzt ohne vorherige Anhörung verhaftet werden. Lediglich die Beschuldigung, ein Tötungsdelikt begangen zu haben, setzte dieses Privileg ausser Kraft. Für alle anderen zur Last gelegten Vergehen wurde der Heilkundige solange einem Bürgen unterstellt, bis seine Anhörung erfolgen konnte.

Neben der Regelung von Strafen für ärztliches Fehlverhalten und dem formalen Rahmen der Arzt-Patienten-Beziehung erlauben die Rechtstexte auch einen flüchtigen Einblick in die Kosten ärztlicher Dienste. Für das Stechen eines Stars durfte der Behandler 5 Schillinge verlangen. Das Geld, das Lehrlinge für ihre Ausbildung entrichten mussten, belief sich auf 12 Schillinge.

Daneben veranschaulichen die Ausführungen beispielhaft, welche Rolle magische Vorstellungen in der mittelalterlichen Heilkunde spielten.[14] Anscheinend wurden auf der iberischen Halbinsel zur Zeit der westgotischen Herrschaft Teile von Särgen oder auch Leichen zur Zubereitung von Arzneimitteln verwendet. Das Gesetz stellte diese Praxis unter hohe Strafen. Wenn ein Knecht im Auftrag seines Herrn einen Sarg gestohlen hatte, so musste Letzterer den Hinterbliebenen des Verstorbenen eine Entschädigung zahlen. Handelte der Knecht aber aus eigenem Antrieb, sollte die Grabschändung mit 100 Peitschenhieben geahndet werden, was einem Todesurteil gleichgekommen sein dürfte.

Dass die Magie ihren festen Platz in zeitgenössischen medizinischen Schriften hatte, zeigt nicht zuletzt die allseits bekannte Zauberformel *Abracadabra*, die sich auf antike vorderorientalische Traditionen zurückführen lässt.[15] Bereits im späten 2. Jahrhundert tauchte das Wort im *Liber medicinalis* des römischen Gelehrten Quintus Serenus Sammonicus (um 200 n. Chr.) auf und fand weite Verbreitung im Abendland (vgl. S. 40–43). Magische Behandlungsverfahren finden sich auch in der klösterlichen Heilkunde, in deren Praktiken neben Konzepten der antiken Medizin auch Elemente der Volksmedizin eine Rolle spielen.[16] Die Weiterführung traditioneller Methoden, die mit christlichem Gedankengut angereichert wurden, erschien den Mönchen keineswegs als Zauberei, ebenso wenig wie die Verwendung der geheimnisumwitterten Alraune oder von Sprüchen zur Verbreitung vermeintlich krankheitserregenden Zaubers.

Auch weltliche Ärzte bedienten sich für ihre Behandlungen wahrscheinlich einer Mischung aus mündlich überliefertem Erfahrungswissen, Empirie und dem Glauben an magische Heilkräfte. Über das Wirken solcher frühmittelalterlicher Heiler ist bisher kaum etwas bekannt. Die wenigen Berichte stammen allesamt aus der Feder geistlicher Chronisten und sind dementsprechend oft tendenziös verfärbt. Allerdings geben die Schilderungen mitunter Aufschlüsse über die sozialen Hintergründe weltlicher Heilkundiger. Der Geschichtsschreiber und Bischof Gregor von Tours (538–594), der selbst zeitlebens von Krankheit gequält wurde und seinen Ausführungen zufolge eher auf Wunderheilungen als auf ärztliches Geschick vertraute, berichtet mehrfach über Heilkundige im Frankenreich.

Unter anderem erzählt er, wie ein Mann namens Marileif, der Leibarzt des Merowingerkönigs Chilperich I. (um 535–584), im

Jahre 585 einem Überfall zum Opfer fiel, bei dem er all seines Vermögens beraubt wurde.[17] Dieser Besitz scheint beträchtlich gewesen zu sein, denn will man den Worten des Berichterstatters glauben, so führte der Heilkundige neben seinem Pferd auch Gold, Silber und andere Kostbarkeiten mit sich. Dabei ist auch zu erfahren, dass der Vater des Arztes ein Unfreier gewesen war, der seinen Dienst bei den kirchlichen Mühlenwerken versah. Marileifs Brüder, Vettern und weitere Verwandte arbeiteten in den Küchen und Bäckereien des Hofes. Gregor von Tours verschweigt leider, wie es Marileif gelang, aus diesen sozialen Verhältnissen zum königlichen Arzt aufzusteigen und wo er seine Kunstfertigkeit erlernt hatte. Möglicherweise gründete sich sein Wissen auf Erfahrung und einer guten Beobachtungsgabe.

Aderlass- oder Venenmännchen mit Anweisungen, welches Blutgefäss bei welchen Beschwerden zu öffnen ist.
Deutscher Kalender
Augsburg:
Hans Schobser, 1488
St. Gallen, Stiftsbibliothek
Ink. 843 (DD mitte V 6),
Bl. [h6] recto

Zwei Zeitgenossen Marileifs war bei ihrer Behandlung der Burgunderkönigin Austrichildis im Jahre 581 weniger Erfolg beschieden.[18] Vergeblich versuchten sie, die an einer Seuche erkrankte Herrscherin zu heilen. Die Krankheit äusserte sich durch hohes Fieber, Durchfälle, Erbrechen sowie Schmerzen der Nieren und des Nackens. Als sich ihr Zustand nicht besserte und die Königin bereits dem Tod nahe war, beschuldigte sie die Heiler, sie mit ihren Tränken weiter geschwächt zu haben, und befahl deren Hinrichtung.

In Gregors Geschichtswerk tauchen daneben auch Hinweise auf das Wirken jüdischer Heilkundiger auf.[19] Der Chronist zieht das Beispiel heran, um seine christlichen Glaubensbrüder eindrücklich zu ermahnen, die Dienste jüdischer Ärzte nicht in Anspruch zu nehmen und stattdessen auf göttliche Wunder zu vertrauen. Schon im frühen Mittelalter genossen jüdische Heiler offenbar grosses Ansehen bei den geistlichen und weltlichen Grossen. Dies zeigt etwa eine Briefvorlage in einer Salzburger Formelsammlung aus dem 9. Jahrhundert.[20] Der Verfasser bittet darin um die Entsendung eines jüdischen oder slawischen Arztes. Ungeachtet der hohen Reputation jüdischer Heilkundiger sahen sich diese dennoch über das ganze Mittelalter und bis weit in die frühe Neuzeit hinein Anfeindungen durch Geistlichkeit und christliche Konkurrenten auf dem medizinischen Markt ausgesetzt.[21]

In der Gesamtschau bietet sich im frühen Mittelalter ein breites Spektrum heilkundlicher Aktivitäten, das sich nicht auf die sogenannte «Klostermedizin» beschränkte – auch wenn diese mit ihren Handschriften zweifelsohne das kostbarste Erbe für die Nachwelt hinterliess.

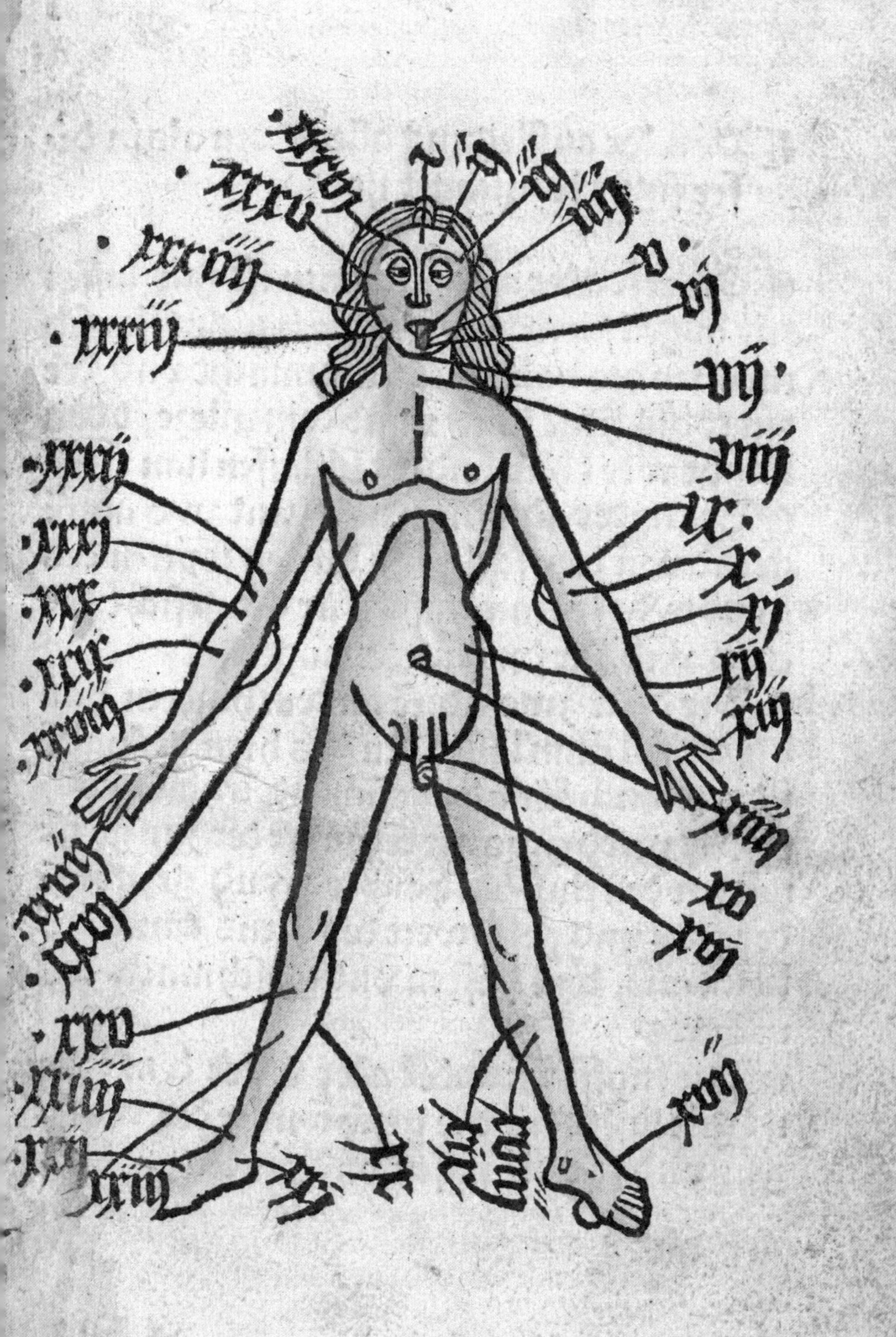
xxxv
v
vj
vij
viij
ix
x
xxv

Vom Klostergarten zum pharmazeutischen Unternehmen

Frank Petersen

Die Entdeckung der medizinischen Wirkung von Heilpflanzen und deren schriftliche Dokumentation, die ab dem dritten Jahrtausend vor Christus im Zweistromland begann und in Asien, Nordafrika und Europa fortgeführt wurde, gehören zu den grossen kulturellen Leistungen des Menschen. Dieses medizinische Wissen der Antike wurde im Frühmittelalter von den Klöstern aufgenommen. Von dort lässt sich eine direkte Linie über die ersten säkularen medizinischen Ausbildungsstätten und die Universitäten bis zu den industriellen Apotheken um 1830 ziehen, die als Vorläufer der heutigen pharmazeutischen Unternehmen gelten.

Die Grundlage der Viersäftelehre: Schema der vier Elemente und Qualitäten in einer frühmittelalterlichen Abschrift von Cassiodors *Institutiones divinarum et saecularium litterarum*.
St. Gallen, Stiftsbibliothek
Cod. Sang. 199 (S. 323)
Pergament
374 Seiten, 23 × 26,5 cm
St. Gallen,
3. Viertel 9. Jahrhundert
(vgl. S. 58–59)

Die Kraft einer Pflanze: das *Phármakon*

Die Spuren der Medizin führen weit in die Geschichte der Menschheit zurück. Vermutlich nutzten bereits unsere evolutionären Vorfahren Pflanzen oder Erde zur Selbstmedikation. Die zunächst instinktiven, später erlernten Verhaltensweisen mündeten in den Erfahrungsschatz der Phytomedizin, die in frühen Hochkulturen vor allem von Priestern betrieben und tradiert wurde. Mit der Erfindung der Schrift durch die Sumerer um 3000 v. Chr. wurde die Wirkung von Heil- und Zauberpflanzen erstmals dokumentiert und Teil unserer Geschichte. Schreiber in Mesopotamien, Ägypten, Indien, China, Griechenland und Persien hielten die Wirkung von Heilpflanzen auf Lehmtäfelchen, Papyrusrollen oder Pergamentblättern fest und beschrieben, wie aus ihnen Arzneien zu gewinnen und bei welchen Erkrankungen sie anzuwenden seien. Der Papyrus Ebers (1550 v. Chr.) mit 879 medizinischen Behandlungen, das *Huang Di Nei Jing Su Wen* (2. Jhdt. v. Chr.), das älteste Textcorpus der chinesischen Medizin, oder das vom griechischen Arzt Pedanios Dioskurides verfasste Werk *De Materia Medica* (um 75 n. Chr.), das die medizinische Wirkung von 813 Pflanzen und 102 Arzneien aus Mineralien für 4740 Indikationen beinhaltet, stehen stellvertretend für die umfangreiche medizinische Literatur des Altertums.[22]

Zu allen Zeiten versuchte der Mensch, die Heilkraft einer Pflanze zu begreifen, um sie besser nutzen zu können, aber die Grundlagen der Wechselbeziehung zwischen Krankheit und medikamentöser Therapie sollten ihm bis in die Neuzeit verborgen bleiben. So schienen in der Vorstellung der Menschen zunächst Götter und Dämonen sie mit Krankheiten heimzusuchen und mit Heilpflanzen auch wieder davon zu befreien. Der übernatürlichen Kraft einer Heil-, Gift- oder Zauberpflanze gab Homer in unserem Kulturraum erstmals einen Namen: In der *Odyssee* verabreicht Helena Odysseus' Sohn Telemachos einen Trank des Vergessens, das *phármakon nepenthes*. Die Zauberin Kirke verwandelt Odysseus' Gefährten mit einem schmackhaften Gebäck, dem *phármakon*

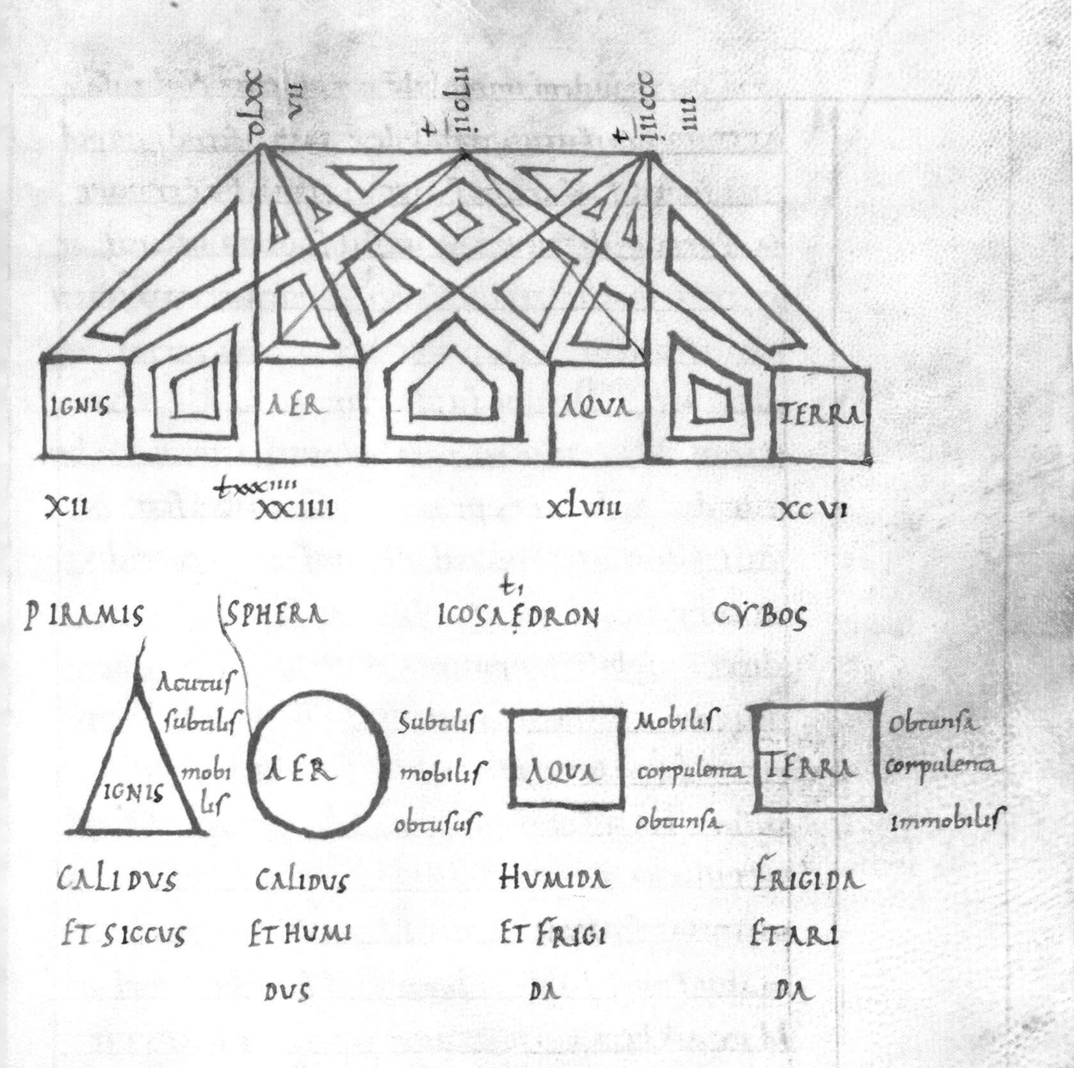
DLXX VII
IIICLII
IIICCC IIII
IGNIS
AER
AQUA
TERRA
XII
XXIIII
XLVIII
XCVI
PIRAMIS
SPHERA
ICOSAEDRON
CUBOS
Acutus
subtilis
mobilis
IGNIS
AER
Subtilis
mobilis
obtusus
AQUA
Mobilis
corpulenta
obtunsa
TERRA
Obtunsa
corpulenta
immobilis
CALIDUS ET SICCUS
CALIDUS ET HUMIDUS
HUMIDA ET FRIGIDA
FRIGIDA ET ARIDA

lygron, in Schweine. Um nicht das gleiche Schicksal zu erleiden, nimmt Odysseus, der «Listenreiche», vor seinem Besuch bei der einsamen Hexe ein Gegenmittel ein, das *phármakon esthlon.*[23] Im Folgenden wollen wir uns auf Spurensuche nach dem *phármakon* durch die Jahrhunderte begeben.

Das medizinische Wissen der Antike erreicht die Klöster

Mit dem Untergang des weströmischen Reiches (476) verschwand nicht nur die verbreitete Fähigkeit des Lesens und Schreibens aus diesem Kulturraum, sondern es brannten auch Schulen und Bibliotheken der Antike nieder und griechische Ärzte, die die tragenden Säulen der Medizin gewesen waren, wurden von ihren Wirkungsstätten vertrieben. Das medizinische Wissen, das über 3500 Jahre akribisch festgehalten worden war, wäre im westeuropäischen Kulturkreis vielleicht in Vergessenheit geraten, hätte nicht die Vision zweier Menschen der Entwicklung eine entscheidende Wendung gegeben.

Benedikt von Nursia (480–547, vgl. S. 68–69) gründete 529 auf dem Monte Cassino im heutigen Latium eine klösterliche Gemeinschaft, deren tägliches Leben er durch detaillierte Anweisungen regelte. In Kapitel 36 seiner *Regula* etablierte er die Krankenpflege als wichtigste Aufgabe der Mönche. Um dieser Anweisung aber folgen zu können, benötigten die Mönche medizinische Lehrschriften, die jedoch weitgehend verlorengegangen waren. Es grenzt an ein Wunder, dass dennoch verbliebene medizinische Texte, die allesamt heidnischen Ursprungs waren, Eingang in die christlichen Klöster Westeuropas fanden und so zum Fundament der Klostermedizin wurden. Es bedurfte des Pragmatismus, des Organisationstalents und der Bewunderung für die antike Bildung eines römischen Politikers, diese überraschende Entwicklung auszulösen.

Der Staatsmann Flavius Magnus Cassiodorus (um 485– um 580, vgl. S. 58) entstammte einer römischen Aristokratenfamilie und stieg unter der Herrschaft der Ostgoten in führende Ämter auf. Am Ende seiner politischen Karriere zog er sich ins Privatleben zurück und gründete 537 auf seinen abgeschiedenen Ländereien bei Squillace im heutigen Kalabrien das Kloster Vivarium. Von Anfang an baute er sein Kloster zu einer Bildungsstätte nach antikem Vorbild aus. Dabei gründete der *homme de lettres* die erste Klosterbibliothek und systematisierte den gesamten Bildungsbetrieb, indem er den ersten Lehrplan des christlichen Abendlandes, die *Institutiones divinarum et saecularium litterarum,* verfasste.

Es gilt als sicher, dass die ersten Bücher dieser Bibliothek aus seiner privaten Sammlung stammten. Im angeschlossenen Skriptorium wurden christliche und weltliche Texte aus dem Griechischen ins Lateinische übersetzt, studiert und kopiert. Es ist ein Glücksfall der Geschichte, dass Cassiodor seine Mitbrüder anwies, auch heidnische Schriften des Altertums in den Bestand der Bibliothek aufzunehmen, die 231 Codices von 92 verschiedenen Autoren umfasste. Darunter befanden sich auch fünf medizinische Codices von Hippokrates, Galen, Dioskurides, Aulus Cornelius Celsus und Caelius Aurelianus.[24]

Nach Cassiodors Tod löste sich das Kloster Vivarium auf. Die Codices der Bibliothek gelangten in andere Klöster, darunter wohl auch in das 614 vom irischen Wandermönch Columban gegründete Kloster Bobbio in Norditalien. In der von Cassiodor begründeten Tradition wurden in Bobbio und anderswo die Texte weiter gesammelt, ins Lateinische übersetzt, studiert und abgeschrieben. Die geretteten medizinischen Schriften des Altertums gelangten so in andere Teile Westeuropas und machten die Klöster zu Zentren des medizinischen Wissens.

Systematisierung der Krankenversorgung und das Ende der Klostermedizin

In der christlichen Weltsicht der Spätantike und zu Beginn des Frühmittelalters war die Krankheit Teil eines göttlichen Heilsplans. Der Heilberuf stand in einem Widerspruch zu diesem Verständnis. Im berühmten *Lorscher Arzneibuch* (um 800), das 482 Arzneimittelrezepturen umfasst, wird dieser Konflikt deutlich. In der Einleitung tritt der Verfasser den Vorbehalten entgegen, Mönchsärzte würden den göttlichen Heilsplan konterkarieren und durch ihre Tätigkeit heidnisches Gedankengut verbreiten. Der Autor entgegnet dieser Kritik, indem er den Heilberuf mit der Erfüllung des Gebots der Nächstenliebe verbindet. Dieser stehe daher im Einklang mit den Absichten Gottes. Trotzdem wurde eine Behandlung erst nach vorangegangenem Gebet und Beichte begonnen. So war letztlich Gott selbst der Arzt, der durch die Heilkräfte der Pflanzen wirkte, wobei dem Mönchsarzt eine Mittlerfunktion zwischen beiden Welten zukam. Verstarb ein Patient, so war es Gottes Wille, und er konnte von den Sünden freigesprochen vor seinen Schöpfer treten.[25]

Heilpflanzen wurden in einem gesonderten Garten des Klosters angebaut. Dieses Stück Land hinter den Mauern, der *Herbularius,* war Abbild des mystischen Gartens Eden und ein Ort göttlicher Gegenwart. Der *St. Galler Klosterplan,* der um 820 im Kloster Reichenau ausgearbeitet wurde, zeigt die architektonische Integration von Kräutergarten, Arzthaus, Hospital und Kirche. Die meisten der für den Garten aufgeführten Medizinalpflanzen finden sich auch im Lehrgedicht über den Gartenbau *De cultura hortorum* des Reichenauer Abts Walahfrid Strabo (808–849). Die als *Hortulus* bekannt gewordene Schrift beschreibt Anbau und Wirkung von 24 Heilpflanzen eines *Herbularius.*

Der Ausbau der Krankenversorgung stellte die Klöster vor grössere Herausforderungen, da der Anbau von Heilpflanzen lokal begrenzt war und wenig systematisch betrieben wurde. Im Auftrag Karls des Grossen erarbeitete wahrscheinlich der Benediktinerabt Ansegis von Saint-Wandrille 812 ein Dekret zur Bewirtschaftung der Krongüter *(Capitulare de villis)*, das unter anderem den Anbau von 73 Heil- und Nahrungspflanzen und 14 Baumarten vorschrieb. Da einige Pflanzen im Mittelmeerraum oder im Orient beheimatet waren, züchteten die Mönche winterbeständige Sorten, die den klimatischen Bedingungen nördlich der Alpen gewachsen waren.[26]

Die heilige Wiborada heilt einen Besessenen. St. Gallen, Stiftsbibliothek Cod. Sang. 602, S. 296 (vgl. S. 104–105)

Zur Herstellung pflanzlicher Arzneien übernahmen Mönchsärzte antike Rezepturen und verwendeten einfache chemische Trennverfahren. Ätherische Öle gewannen sie durch Einlegen geschroteten Pflanzenmaterials in Olivenöl oder durch Aufkochen von Pflanzen in Bier oder Wein. Sie lernten auch, dass die Heilkräfte einer Pflanze, die Pharmaka, abgetrennt und in andere Materialien übergeführt werden konnten.

Nach 600 Jahren ging das Zeitalter der Klostermedizin mit den Konzilsedikten von Clermont und Tours (1130/63) und später mit dem 4. Laterankonzil von 1215 zu Ende. Darin wurde den Geistlichen die medizinische Ausbildung und Praxis untersagt. Die Klöster sollten sich auf ihre kirchlichen Aufgaben rückbesinnen, zu denen die ärztliche Versorgung nicht mehr gehörte. Die Konzilsbeschlüsse waren wohl auch eine Reaktion auf missglückte Behandlungen, die mit der Lehre der Nächstenliebe nicht zu vereinbaren waren.

Die weltliche Aufsicht über die medizinische Ausbildung

Der Rückzug der Kirche aus der medizinischen Praxis führte ab dem 12. Jahrhundert zum Aufstieg von bereits existierenden weltlichen Ausbildungsstätten für Ärzte wie etwa der medizinischen Schule von Salerno am Golf von Paestum.

Die Anfänge dieses Bildungszentrums liegen im Dunkel der Geschichte, aber ein erstes Zeugnis findet sich in einem Bericht, dem zufolge 984 der Bischof von Verdun, Adalbert, nach Salerno reiste, um sich dort von seinem Blasensteinleiden kurieren zu lassen.[27] Gefördert durch den Normannenkönig Roger II. von Sizilien (1095–1154) und den Stauferkaiser Friedrich II. (1194–1250), entwickelte sich Salerno zu einer herausragenden medizinischen Schule des Abendlandes. 1140 führte Roger nach arabischem Vorbild die erste praxisorientierte Ausbildungsordnung für Ärzte in Europa ein. Das Studium musste mit einer Prüfung vor den Magistern der Schule abgeschlossen werden. Dem Examen mussten sich auch auswärtige Ärzte unterziehen, die in Rogers Reich tätig werden wollten. Kaiser Friedrich II. bekräftigte die Erlasse seines Grossvaters und trennte 1231 in den *Constitutiones* von Melfi den Apothekerberuf von demjenigen des Arzts.[28]

Als dis ding täglich än ver=
driess gesthahen vnd der
urd ir wandlung langsam
ofgebraiter ward Do wz ain
in riche frowe Als die ir hail=
kait gegenwart Do schikt sy
ainen vo ir diener der besessen
was von den bösen gaisten
zu ir vff dz er vo hilff ir
verdienen zu der gesunthait
wider brächt wurd Aber sy
durch die anrüffung des name
vnsers herren ihu xpi vertraib
vo im die tüfel vn liess in gesunt

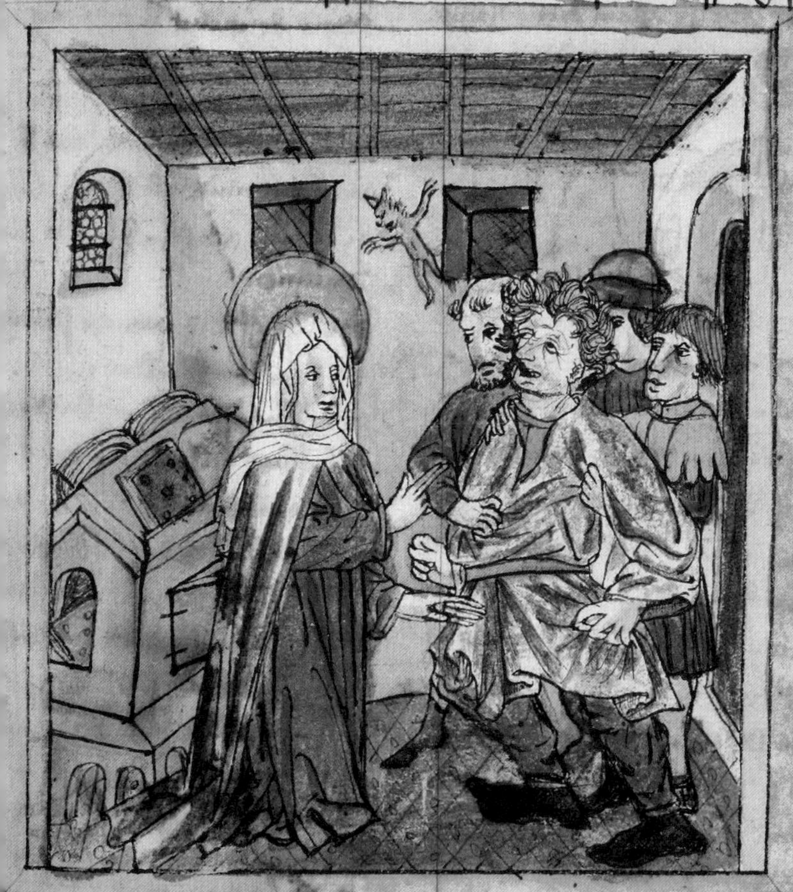

Innovationsschub aus dem persisch-arabischen Kulturkreis: Das *Pharmakon* wird zur *Quinta essentia*

Der Aufstieg der Schule von Salerno ist eng mit dem islamischen Heilkräuterhändler Constantin von Afrika verbunden, der 1087 im Kloster Montecassino starb. Durch seine Handelsreisen war er mit der Medizin des Orients vertraut gewesen. Als ihn sein Weg einstmals auch nach Salerno führte, war er über die wissenschaftliche Rückständigkeit der Schule überrascht. Bei seinem angekündigten zweiten Besuch brachte er zahlreiche Codices der persisch-arabischen Medizin mit, die er im nahegelegenen Kloster Montecassino ins Lateinische übersetzte. Durch Constantin, der diese Schriften fälschlich als seine eigenen Werke ausgab, wurde das Wissen der arabischen Medizin in den Studienplan von Salerno aufgenommen. Zwischen dem 10. und 13. Jahrhundert entwickelte sich der Ort zu einem Schmelztiegel der medizinischen Wissenschaften, an dem griechische, italienische, jüdische und arabische Ärzte unterrichteten, darunter mit Trota auch eine Frau. Von Salerno oder auch dem französischen Montpellier ging das Studium der Medizin und Pharmazie an die ab dem 11. Jahrhundert entstehenden Universitäten über.[29]

Im 11. Jahrhundert erreichten erstmals arabische Schriften der Alchemie den Westen. In deren Zentrum stand die empirische Erforschung der «Transmutation», der Umwandlung der Materie, die entweder auf der Verhältnisänderung der vier Elemente (Feuer, Wasser, Luft und Erde) oder auf der Abwandlung ihrer Eigenschaften beruhte. Auch in Salerno wurden technische Entwicklungen und naturwissenschaftliche Lehren Arabiens studiert. Um 1160 beschrieb der Magister Salernus eines der ersten Experimente zur fraktionierten Alkoholdestillation, die er mit Hilfe einer Wasserkühlung durchgeführt hatte. Dabei glaubte er, einen bisher unbekannten Zustand des «Wassers» gefunden zu haben, und nannte die gewonnene, glasklare Flüssigkeit *aqua ardens* oder «brennendes Wasser».[30] Solch ein thermisches Trennverfahren war seit Langem bekannt: Bereits im 13. Jahrhundert v. Chr. nutzten die Sumerer die Wasserdampfdestillation zur Gewinnung von Duftstoffen, 300 v. Chr. beschrieb Aristoteles die Destillation, um aus Meerwasser Trinkwasser herzustellen. Obwohl Perser und Araber das Verfahren für die Parfümherstellung verwendeten, scheint den Arabern die Destillation reinen Alkohols unbekannt gewesen zu sein.

Die *aqua ardens* war eine besondere Flüssigkeit; sie konnte ätherische Öle aus Heilpflanzen lösen oder den Duft, das Wesen(tliche), von vergorenem Obst und Heilkräutern aufnehmen. Trank ein Kranker davon, schienen seine Lebensgeister zurückzukehren, Wunden, die damit behandelt wurden, heilten besser und Fleisch, das darin eingelegt war, verdarb nicht. Der spanische Franziskanerprediger Johannes de Rupescissa (um 1310 – nach 1365)

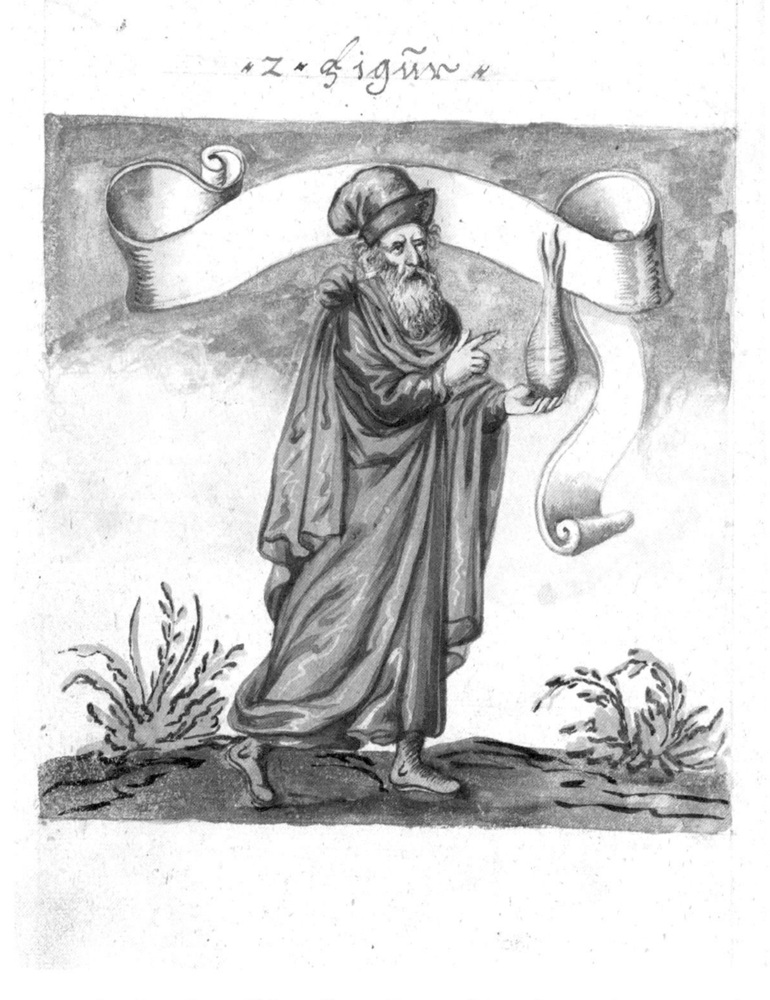

Alchemist
St.Gallen, Stiftsbibliothek
Cod. Sang. 1727 (S. 224)
Papier
516 Seiten, 29 × 19,5 cm
St.Gallen (?),
17. Jahrhundert

vermerkte in seiner Abhandlung *De consideratione quintae essentiae,* das brennende Wasser sei ein allgemeines Heilmittel. Er bezeichnete es als die *quinta essentia,* die himmlischen Ursprungs sein musste und deswegen den irdischen Gebrechen wie Krankheit und Alter entgegenwirkte.[31]

Von de Rupescissas Schrift begeistert, versuchten Apotheker die Essenz des Lebens aus einer Vielzahl von Heilpflanzen und Mineralien zu destillieren. Klösterliche Betriebe übernahmen die Produktion der göttlichen Heilmittel in immer grösser werdenden Mengen, vertrieben die hochprozentigen, wohlschmeckenden Arzneien und verbreiteten die Kunst des Alkoholbrennens in Westeuropa. Je nach verwendeten Ausgangsmaterialien entstanden so im Deutschen der *Aquavit,* im Französischen die *Eau de vie,* im Gälischen der *Uisge Beatha,* der spätere Whiskey, Namen, allesamt abgeleitet vom lateinischen *aqua vitae* («Wasser des Lebens»). Zunächst ausschliesslich als Heilmittel in der Krankenversorgung verwendet, waren diese «Spirit»-uosen bald in jedem Haushalt zu finden.

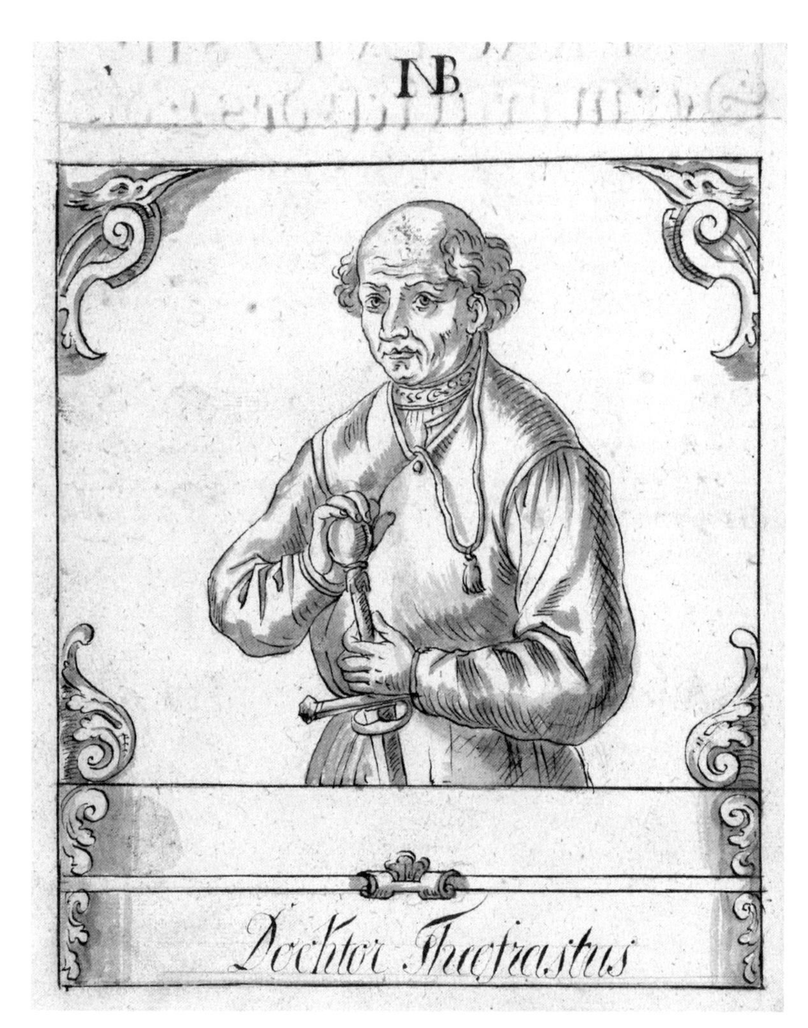

Paracelsus
St. Gallen, Stiftsbibliothek
Cod. Sang. 1727 (S. 116)
Papier
516 Seiten, 29 × 19,5 cm
St. Gallen (?),
17. Jahrhundert

Titelblatt einer Lyoner Ausgabe von *De historia stirpium commentarii insignes* von Leonhart Fuchs aus dem Jahr 1551. Weil Fuchs Protestant war, wurde sein Name 1598 durch den Dillinger Jesuitenpater Julius Priscianensis im Rahmen von Zensurmassnahmen geschwärzt.
St. Gallen, Stiftsbibliothek
Band KK rechts VI 55, Titelblatt

Paracelsus und die Vision einer neuen Alchemie

Die Gedanken de Rupescissas wurden vor allem von Paracelsus (1493–1541) aufgegriffen, der in der «Fünften Essenz» die eigentliche Heilkraft aller Mineralien, Pflanzen und Tiere sah. Der Alchemist und Arzt aus Einsiedeln verstand die Aufgabe der Alchemie nicht in der Herstellung von Gold, sondern in der Isolierung der Quintessenz in ihrer höchsten Reinheit. Sie sollte weiter zum Verständnis der Wechselbeziehung zwischen Krankheit und Arznei führen. Paracelsus nannte diese beiden geforderten Betätigungsfelder der Alchemie «Spagyrik» und «Iatrochemie», die den Weg zur heutigen präparativen und analytischen Chemie sowie der Pharmakologie bereiteten.[32]

Paracelsus steht für den Beginn einer zunehmenden Verwissenschaftlichung der Arzneimittelkunde. Für ihn besassen Heilkräfte erstmals «corporalische», also materielle Eigenschaften. Konsequenterweise verordnete Paracelsus möglichst reine Substanzen wie Quecksilber, Arsen-, Gold-, Antimon- oder Kupfersalze sowie Säuren als Arzneien.[33] Mit der legendären Verbrennung

DE HISTORIA STIRPIVM COMMENTARIJ INSIGNES.

Adiectis earundem viuis, & ad naturæ imitationem artificiose expressis imaginibus, Leonharto [illegible] medico, hac nostra ætate clarissimo, autore.

Accessit ijs succincta admodum vocum quarundam subobscurarum in hoc opere passim occurrentium explanatio.

Triplex item index. Prior stirpium Latinas nomenclaturas, Alter Officinis & vulgò vsitatas, Tertius gallicas dabit.

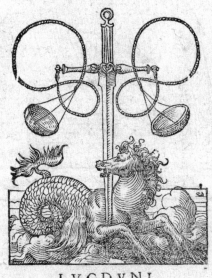

LVGDVNI.
Apud Balthazarem Arnolletum.
M. D. LI.

Agrimonia

Agrimonia

Agrimonia (Odermennig) in einer medizinischen Handschrift aus der Bibliothek von Aegidius Tschudi. St. Gallen, Stiftsbibliothek Cod. Sang. 754 (S. 164) Papier 171 Seiten, 21,5 × 15,5 cm Glarus, 1466

medizinischer Schriften Galens und Avicennas im Johannisfeuer am 24. Juni 1527 in Basel wandte sich Paracelsus gegen die Tradition und die Bücherweisheit seiner ärztlichen Kollegenschaft, die ihre Tätigkeit an der Viersäftelehre Galens ausrichtete. Nach weiteren Auseinandersetzungen mit der Universität und der Stadt floh der revolutionäre Stadtarzt 1528 aus Basel.

Die Botanik und die Malerei der Renaissance

Im 16. Jahrhundert richteten Universitäten erstmals Lehrstühle für Botanik (Padua 1533) ein, um die Merkmale von Pflanzen genau zu beschreiben und zu systematisieren. An den Universitäten Pisa (1543), Padua (1545) und Florenz (1545) legten Professoren die frühesten Medizinalgärten an, die sich an ihren historischen Vorbildern, den Klostergärten, orientierten. Sie wurden zu Orten der praktischen medizinischen und pharmazeutischen Ausbildung, an denen Heilpflanzen *in natura* studiert werden konnten.

Die Entwicklung der Malerei der Renaissance mit ihrem Streben nach einer genauen Wiedergabe der Natur führte auch zu einer wirklichkeitsgetreuen Abbildung von Heilkräutern in medizinischen Lehrbüchern. Mit Hilfe der so entstehenden Standardwerke der Pflanzenmedizin konnten Ärzte untereinander therapeutische Erfahrungen austauschen und eine verlässliche Korrespondenz führen. Eines dieser wissenschaftlich bedeutsamen und künstlerisch herausragenden Bücher ist *De historia stirpium* des Tübinger Botanikers Leonhard Fuchs (1501–1566), das 1542 in Basel gedruckt wurde und in einer Lyoner Ausgabe von 1551 auch in der Stiftsbibliothek St. Gallen vorhanden ist.

Das Problem der Dosierung

Trotz der grossen Fortschritte in der universitären Ausbildung konnte ein Grundproblem der medizinischen Praxis nicht gelöst werden. Der therapeutische Effekt einer Pflanzenverabreichung war selten verlässlich, ihre Nebenwirkungen konnten dagegen beträchtlich oder sogar tödlich sein.

Der englische Arzt William Withering (1741–1799) untersuchte als erster die Wirkung eines Arzneimittels wissenschaftlich genau. In seiner ärztlichen Tätigkeit behandelte er die Wassersucht seiner Patienten mit dem Roten Fingerhut *(Digitalis purpurea)*, dessen Wirkstoffe die Herzaktivität unterstützen, wodurch gespeichertes Wasser ausgeschieden wird. In der Abhandlung *An Account of the Foxglove and some of its Medical Uses* (1785) beschrieb Withering die Dosis-Wirkungsbeziehung der getesteten Fingerhutpräparate. Anhand umfangreicher Daten von über 158 Patienten erarbeitete er Dosierungsschemata und hielt toxische Nebenwirkungen fest. Die Digitalis-Behandlung blieb auch nach Witherings Arbeiten ein Wagnis, da ihr therapeutisches Fenster eng ist und seine Kollegen die empfohlenen Dosierungen oft ignorierten.[34]

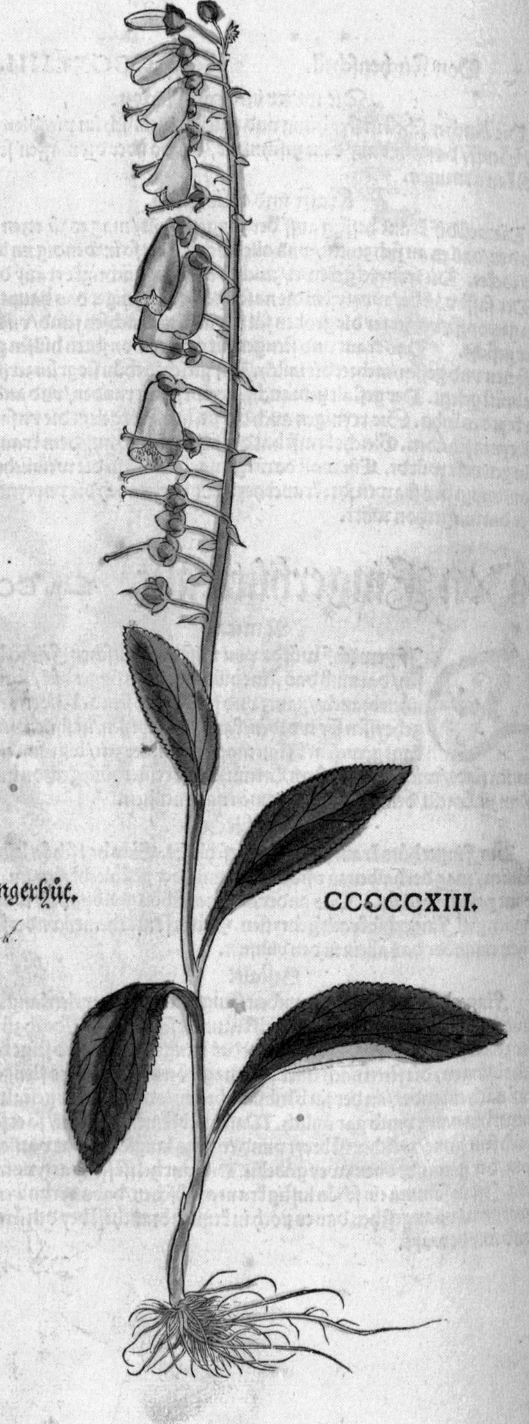

Brauner Fingerhůt. CCCCCXIII.

Digitalis purpurea L.

Der Rote Fingerhut *(Digitalis purpurea)* in Leonhart Fuchs, New Kreütterbuch, Basel 1543

Die genaue und sichere Verabreichung einer Arznei war ein zentrales Problem der Medizin. Um dies in den Griff zu bekommen, hätten Reinverbindungen zur Verfügung stehen müssen, doch ohne Kenntnis ihrer chemischen Eigenschaften blieb deren Isolierung illusorisch. Die Lösung dieses Dilemmas sollte erst durch die methodischen Fortschritte in der präparativen und analytischen Chemie gelingen. Die umfassenden Grundlagen hierzu wurden vor allem im Paris des 17. und 18. Jahrhunderts geschaffen.

Der *Jardin du Roi*

1594 bestieg Heinrich von Navarra (1553–1610) als König Heinrich IV. den Thron Frankreichs. Als Anhänger des calvinistischen Glaubens berief er hugenottische Leibärzte in den *Palais des Tuileries* nach Paris, die die Lehre von Paracelsus vertraten. Das Ärztekollegium der *Faculté de Médecine* unterrichtete jedoch unbeirrt das Medizinsystem Galens. In einer Jahrzehnte dauernden Auseinandersetzung wurden die protestantischen Mediziner des Königs von ihren Kollegen der medizinischen Fakultät sowie den katholischen Theologen der Sorbonne erbittert bekämpft. Im Zentrum des «Paracelsistenstreits» stand vor allem der aus Genf stammende Calvinist Jean Ribit, Sieur de la Rivière (um 1546–1605), der ab 1594 das einflussreiche Amt des *Premier Médecin* ausübte.[35]

In diesem spannungsgeladenen Umfeld nahm der französische Iatrochemiker Jean Béguin (1550–1620) seine wissenschaftliche Arbeit in Paris auf. Von Ribit unterstützt, hielt er 1604 öffentliche Vorlesungen und führte chemische Experimente vor. Béguin publizierte 1610 die Abhandlung *Tyrocinium Chymicum*, die als erstes Lehrbuch der Chemie gilt.

Nach dem Tod Ribits und Heinrichs IV. wollte Guy de la Brosse (1586–1641), ebenfalls Iatrochemiker und Leibarzt König Ludwigs XIII., die paracelsische Lehre in Paris weiter festigen. Er bat in Briefen an den König und dessen wichtigsten Berater, Kardinal Richelieu, am linken Seineufer einen Medizinalpflanzengarten zu einem Bildungszentrum für Botanik und Chemie ausbauen zu dürfen. 1626 wurde unter der Patronage des Königs die Ausbildungsstätte als *Jardin du Roi* gegründet, an der unabhängig von der Universität unterrichtet wurde. Nach umfangreichen Bauprojekten nahm sie 1640 ihren Lehrbetrieb auf.[36] Apotheker, die hier mit der paracelsischen Iatrochemie in Berührung kamen, forschten in ihren privaten Laboratorien weiter, um neue Arzneien zu entdecken. Ihre Erkenntnisse tauschten sie in kleineren Unterrichtszirkeln mit ihren Kollegen aus. Der soziale Aufstieg des Apothekerberufs im 17. Jahrhundert, der in Salerno begonnen hatte, war jetzt eng mit der wachsenden Popularität der Iatrochemie verbunden.

Die Anfänge der modernen Experimentalchemie können im *Jardin du Roi* verortet werden, wo später die bedeutendsten Chemiker Frankreichs ausgebildet werden sollten. Hier wurden neue Trenn- und Analysemethoden entwickelt, Hypothesen experimentell geprüft und chemische Eigenschaften von Mineralien und Naturstoffen untersucht. Im Zuge der Reformpolitik König Ludwigs XIV. wurde 1666 die *Académie Royale des Sciences* gegründet und Paris entwickelte sich zum Epizentrum der modernen Chemie, die als «französische Wissenschaft» (Adolphe Wurtz) verstanden wurde. Wenn es einen Ort gab, an dem das erste Pharmakon isoliert werden sollte, dann war es hier.

Die Jagd nach dem ersten reinen *Pharmakon* geht zu Ende: das Morphium

Ende des 18. Jahrhunderts wurde am chemischen Institut des *Jardin du Roi* unter der Leitung von Antoine François de Fourcroy (1755–1806) eine Reihe von reinen Naturstoffen erstmals isoliert, darunter der Harnstoff, die erste Aminosäure Asparagin, oder die Chinasäure. Es war nur noch eine Frage der Zeit, bis in diesem wissenschaftlichen Umfeld der erste medizinisch wirksame Naturstoff als Reinsubstanz vorliegen sollte. Seit 1802 arbeitete Armand Séguin (1767–1835) an der Isolierung des Wirkstoffs des Schlafmohns, als 1806 zu aller Überraschung ein unbekannter Apothekergehilfe als erster den Durchbruch im *Journal der Pharmacie* publizierte: An der Hofapotheke in Paderborn isolierte Friedrich Wilhelm Sertürner (1783–1841) um 1804 das schlafbringende Prinzip des Opiums und nannte es Morphium. Er bestimmte dessen chemische Eigenschaft (basisch), Reinheit (kristallin) und die pharmakologische Wirkung *(in vivo)*. Obwohl Séguin bereits am 24. Dezember 1804 in einem Vortrag an seinem Institut von der Isolierung des Morphiums berichtete, publizierte er seine Ergebnisse erst am 31. Dezember 1814 in den *Annales de Chimie*. Der sich anschliessende Prioritätsstreit wurde zugunsten Sertürners entschieden, der 1831 von der *Académie des Sciences* mit der Verleihung des Prix Montyon geehrt wurde.

Sertürners Entdeckung, dass Morphium basische Eigenschaften besass, löste eine wahre Goldgräberstimmung aus, in deren Folge eine Vielzahl von Alkaloiden aus Medizinpflanzen isoliert wurden. 1818 und 1820 erhielten Joseph Bienaimé Caventou und Pierrre Joseph Pelletier das Strychnin und das Chinin, 1819 gelang Carl Philipp Friedrich Meissner und Caventou die Isolierung des Colchicins, 1820 wurde Koffein von Friedlieb Ferdinand Runge, Caventou und Pelletier beschrieben, um nur einige frühe Beispiele zu nennen. Der französische Arzt und Physiologe François Magendie (1783–1855) untersuchte reine Naturstoffe in Tierversuchen und gründete dadurch die experimentelle Physiologie an der *École de Médecine* in Paris. Sein deutscher Schüler Rudolf Buchheim (1820–1879) und dessen Schüler Oswald Schmiedeberg (1838–1921) entwickelten aus diesen Arbeiten die experimentelle Pharmakologie.

Reine Naturstoffe als Basis der ersten pharmazeutischen Unternehmen

Apotheker, die Heilpflanzen mit schwankenden Wirkstoffkonzentrationen in Form von Tees, Tinkturen, Salben, Balsamen oder Pillen verkauft hatten, sahen in der Gewinnung von reinen Wirkstoffen die Möglichkeit eines neuartigen Geschäftsmodells. Zwei Apotheker im deutschen Oppenheim bzw. Darmstadt setzten die Isolierung des Chinins und des Morphiums rasch in industrielle Produktionsverfahren um: Friedrich Koch (1786–1865) baute einen Produktionsbetrieb für Chinin auf (1823) und Heinrich Emanuel Merck (1794–1855) begann mit der Kommerzialisierung des Morphins (1827). Diese beiden «industriellen Apotheken» gelten als Keimzellen der pharmazeutisch-industriellen Entwicklung, die auf isolierten Reinsubstanzen aus Medizinalpflanzen basierte.

Steinkohleteer als Ausgangsmaterial für Arzneistoffe

Die zweite Entwicklungsphase wurde durch die Verwendung des Steinkohleteers als Ausgangsmaterial für die synthetische Chemie ausgelöst. Die schwarze Masse fiel in grossen Mengen bei der Kohlevergasung an, die im grosstechnischen Massstab die Beleuchtung der Innenstädte ermöglichte. Die junge Chemie begann sich sehr bald für diesen industriellen Abfall zu interessieren.

Am Royal College of Chemistry in London wurde 1856 der englische Chemiestudent William Perkin (1838–1907) von seinem Professor mit einer unlösbaren Aufgabe in die Osterferien geschickt. Perkin sollte aus Steinkohleteer Chinin synthetisieren. Die Gewinnung dieses Alkaloids aus der Chinarinde in ausreichenden Mengen musste mit grossem Aufwand betrieben werden, um den wachsenden Bedarf des Wirkstoffs für die Behandlung des «Wechselfiebers» (Malaria) und als generell wirksames fiebersenkendes Medikament zu decken. Eine einfache Syntheseroute zu dem Wirkstoff wäre einer wissenschaftlichen Sensation gleichgekommen. Im Laufe seiner Experimente entdeckte Perkin aber zufällig einen violetten Farbstoff, das Mauvein, der ohne ausgewaschen zu werden oder auszubleichen ein Stück Seide färbte. Nur ein Jahr später gründete Perkin seinen eigenen Produktionsbetrieb zur Herstellung des Mauveins, und damit das erste Unternehmen der Teerfarbenindustrie: So steht letztlich ein missglücktes Projekt am Anfang der chemischen Grossindustrie. Die Fabriken, die jetzt in Frankreich, Deutschland, in der Schweiz oder den USA entstanden, belieferten Textilfärbereien mit immer weiteren Farbsubstanzen. Diese Unternehmen sollten 30 Jahre später für die Entstehung der modernen pharmazeutischen Industrie entscheidend werden.

Auch in Deutschland war man an der ökonomischeren Herstellung von fiebersenkenden Arzneimitteln interessiert. 1859 gelang dem deutschen Chemiker Hermann Kolbe (1818–1884) die

Totalsynthese der Salicylsäure aus dem Phenol des Steinkohleteers. Er fand damit einen Weg, dieses Pharmakon, das bisher aus der Weidenrinde isoliert werden musste, preiswert und in grossen Mengen herzustellen. 1874 gründete Friedrich von Heyden in Radebeul bei Dresden die Salicylsäure-Fabrik Dr. F. v. Heyden zur Herstellung des antipyretischen Arzneimittels. Das «Kolbe-Verfahren» ermöglichte erstmals, einen Naturstoff für den Pharmamarkt synthetisch zu produzieren.

Der Markt für fiebersenkende Medikamente wurde von den Naturstoffen Salicin/Salicylsäure und Chinin dominiert. Der deutsche Chemiker Ludwig Knorr (1859–1921) versuchte, neue chininähnliche synthetische Fiebersenker aus der schwarzen Teermasse zu gewinnen. 1883 gelang ihm zufällig die Synthese einer Substanz, die ausgezeichnete antipyretische und analgetische Wirkungen besass (mit Chinin jedoch keine Ähnlichkeit hatte). Die Farbwerke Hoechst stellten zwar seit 1883 den Fiebersenker Kairin, das erste synthetische Medikament der Medizin, für den Pharmamarkt her, aber dessen therapeutische Wirkung war ungenügend und der sich einstellende Schüttelfrost zudem entsprechend unangenehm. Trotz dieses ersten Fehlschlags erwarben die Farbwerke Hoechst Knorrs Patente und brachten 1884 die Verbindung unter dem Namen Antipyrin auf den Markt. Das neue Medikament mit seinem wesentlich verbesserten Wirkprofil wurde zu einem Riesenerfolg für das junge Pharmageschäftsfeld der Farbwerke Hoechst.

Bereits während seiner Doktorarbeit von 1878 untersuchte der deutsche Mediziner Paul Ehrlich (1854–1915) histologische Färbemethoden mit synthetischen Farbstoffen. In den sich anschliessenden Arbeiten zeigte er, dass einige Farbsubstanzen eine selektive Toxizität gegenüber Krankheitserregern wie den Malariaparasiten aufwiesen, ohne menschliche Zellen zu schädigen. Aus seinen Beobachtungen entwickelte Ehrlich das Konzept der «modernen Chemotherapie», der Behandlung von Erkrankungen mit synthetisierten chemischen Verbindungen als komplementären Ansatz zur Serumtherapie. Im Herbst 1909 entdeckten Ehrlich und sein japanischer Mitarbeiter Sahachiro Hata (1873–1938) das arsenhaltige Präparat Nr. 606, das den Syphiliserreger selektiv abtötete. 1910 stellten die Farbwerke Hoechst die erste chemotherapeutische Substanz unter dem Namen Salvarsan für die Behandlung der Syphilis her.[37]

Jetzt erst, nach fast 1400 Jahren, waren alle wissenschaftlichen Disziplinen, grundlegenden Techniken und Therapiekonzepte erarbeitet, die die Pharmasparten der Teerfarbenunternehmen in ihren Forschungsabteilungen bündelten und die ihren Aufstieg zu einer neuen Industriegattung, den pharmazeutischen Unternehmen, im 20. Jahrhundert ermöglichten.

Die Spurensuche nach den Heilkräften der Pflanzen durch die Epochen geht an dieser Stelle zu Ende, und jeder von Ihnen,

Der Apotheker
mit den Attributen Mörser
und Stössel sowie
zwei Arzneigefässen.
Putte im Barocksaal
der Stiftsbibliothek
St. Gallen
um 1770

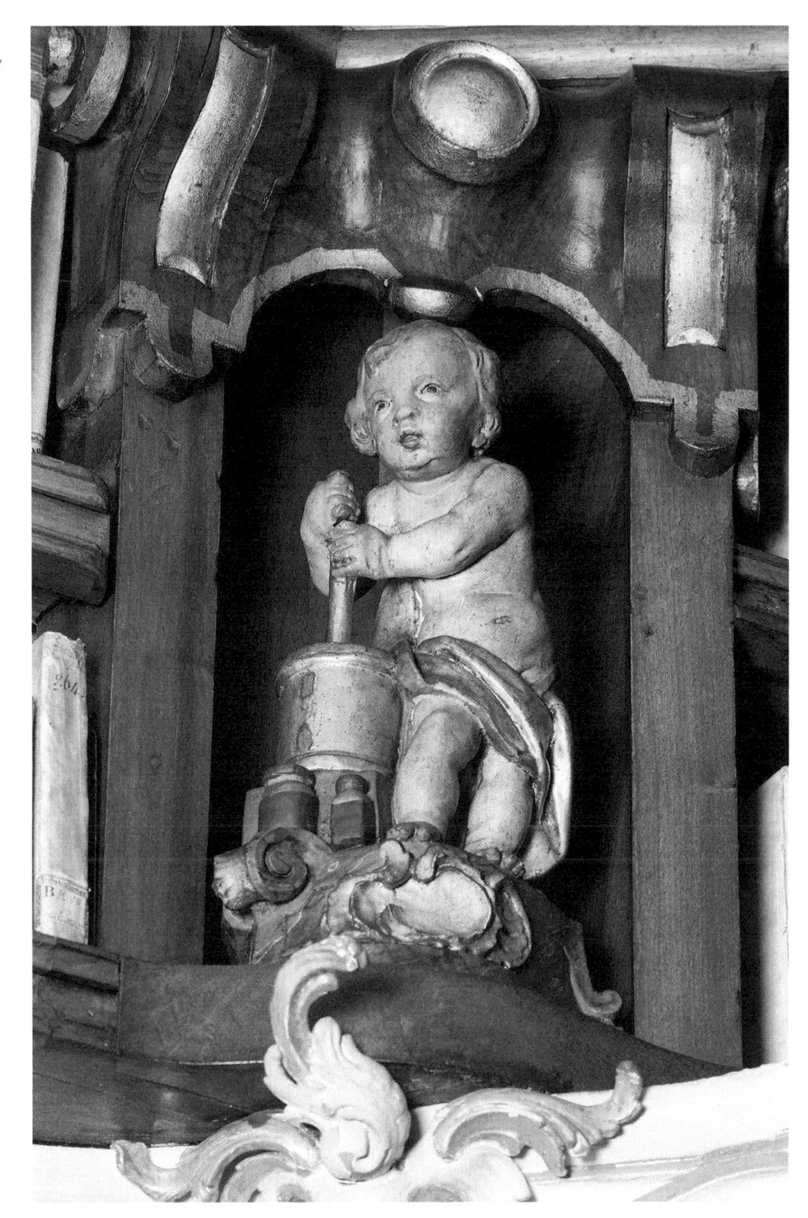

liebe Leser, mag etwas anderes entdeckt haben. Das *phármakon* der Antike, die *quinta essentia* des Mittelalters und der Renaissance, der Naturstoff und das synthetische Arzneimittel der modernen Chemie bezeichnen die Stationen einer langen wissenschaftlichen und intellektuellen Entwicklung, in deren Zentrum das Bemühen steht, die Gesundheit des Menschen zu erhalten. Es waren vor allem wissenschaftliche Neugier, Geduld, Mut zum eigenständigen Denken, experimentelles Geschick und die Offenheit, auch Dr. Zufall eine Chance zu geben, die diesen Prozess in Gang setzten und antrieben. In diesen Fähigkeiten gleichen sich alle Menschen, die sich aufmachen, um Neues zu entdecken – damals wie heute.

1

Magie und Medizin

Cornel Dora

Medizin, das war im Mittelalter in mancher Hinsicht etwas anderes als heute. Vor der Aufklärung sah sich der Mensch in eine Welt aus Natur, Gesellschaft, Religion und Vernunft eingebunden und als Teil eines göttlichen Plans. Die Möglichkeiten der Technik, auch der Heilkunst, waren beschränkt und der Einzelne somit in körperlicher und gesundheitlicher Hinsicht dem Schicksal erheblich stärker ausgeliefert als wir heute. Eine Krankheit oder Verletzung konnte leicht zum Tod, zur bleibenden Schädigung oder zu anderen existenzbedrohenden Einschränkungen führen. Die oft erschütternden Darstellungen kranker und verkrüppelter Menschen in mittelalterlichen Bildern zeigen die Unerbittlichkeit, mit der das Schicksal zuschlagen konnte. Wohl durch dieses Erleben von Not bestand auch ein starkes menschliches Bedürfnis nach religiöser Heilung.

Die Medizin des Frühmittelalters lässt sich grob und etwas unscharf in zwei Sphären einteilen: einerseits die vor allem mündlich tradierte Volksmedizin und andererseits die sogenannte «rationale» Medizin. Letztere basierte auf der Viersäftelehre von Hippokrates und Galen und war somit in Wahrheit ebenso wenig rational wie die Volksmedizin. In beiden Sphären hatte die Magie ihren Platz. Angesichts der Tatsache, dass die Therapien oft nicht besonders wirksam waren, ist es kein Wunder, dass die Betroffenen für allerhand Zauberei empfänglich waren. Und so nahm man denn Zuflucht zu Sprüchen, Beschwörungen und Amuletten, etwa zum *Abracadabra* oder auch zu einer christlichen Beschwörung mit dem Kreuzzeichen. Oder man versuchte sich eine Erkrankung mit den Sternen zu erklären, um sie besser als Schicksal annehmen zu können.

In der kulturellen Gemengelage des Frühmittelalters war der religiöse und wissenschaftliche Rahmen noch elastisch genug, um die verschiedensten Vorstellungen aufzunehmen.[38] So konnte sich im gleichen Menschen hohe Gelehrsamkeit mit schierem Aberglauben paaren. Das zeigt als Beispiel der Bericht von Beda Venerabilis über die heilenden irischen Bücher.

Abracadabra gegen Malaria

Zürich, Zentralbibliothek
Ms. C 78 (Bl. 79r)
Pergament
162 Blätter, 22,5 × 16,5 cm
St. Gallen, 9. Jahrhundert

Das Zauberwort *Abracadabra* ist ein schönes Beispiel für die Durchdringung der Medizin der Spätantike und des Frühmittelalters mit Magie. Es erscheint zum ersten Mal im *Liber medicinalis,* einem medizinischen Handbuch des römischen Gelehrten Quintus Serenus Sammonicus (um 200 n. Chr.).[39]

Bei der Überlieferung dieses Werks spielt das Kloster St. Gallen eine wichtige Rolle. Zwei der besten und ältesten Handschriften sind nämlich st. gallischen Ursprungs: Ms. C 78 der Zentralbibliothek Zürich, das seit 2006 wieder in St. Gallen aufbewahrt wird und dem Original wohl am nächsten steht, und Cod. Sang. 44, eine ebenfalls gute Textfassung in einer Sammlung mit insgesamt 27 medizinischen Texten. Beide befanden sich vermutlich seit dem 9. Jahrhundert in der St. Galler Klosterbibliothek und gehörten zur Sammlung von medizinischer Literatur, auf die sich auch Notker der Arzt stützen konnte. Die beiden Handschriften werden im Verlauf der Ausstellung nacheinander gezeigt.

Das *Abracadabra* erscheint in den Handschriften nicht ganz einheitlich: In Ms. C 78 (Blatt 79 recto, 9. Zeile) heisst es *abratadabra* (mit *t*) mit der Variantenangabe *abracadabra,* und in Cod. Sang. 44 (S. 321, rechte Spalte, 1. Zeile) finden wir *abracadrabra* (mit eingefügtem *r*). Die uns geläufige Form verfestigte sich offenbar erst später. Bedeutung und Herkunft des Worts sind umstritten. Am wahrscheinlichsten ist die Herkunft aus dem Aramäischen. Ähnlich lautende aramäische Wortkombinationen lassen die Verwendung im magischen Zusammenhang gut zu:

- Ich werde erschaffen, während ich spreche.
- Ich schaffe, während ich spreche.
- Es vergeht wie das Wort.[40]

Die Identität des Verfassers des *Liber medicinalis* ist unklar. In der römischen Kaiserbiographie *Historia Augusta* werden in den Abschnitten zu Caracalla und zu den Gordiern zwei Träger des Namens als Vater und Sohn erwähnt: Quintus Serenus Vater war ein äusserst gebildeter Mann, dessen Bibliothek gemäss der Überlieferung 62'000 Bände umfasste. Er wirkte als Berater der römischen Kaiser Geta und Caracalla und wurde im Auftrag Caracallas 211 bei einem Nachtessen ermordet. Quintus Serenus Sohn, ebenfalls ein Gelehrter, war Erzieher von Gordian II., der im Sechskaiserjahr 238 zwanzig Tage lang Mitregent seines Vaters, Kaiser Gordians I., war. Quintus Serenus schenkte Gordian II. die grosse Bibliothek seines Vaters. Beide Träger des Namens Quintus Serenus kommen also als Verfasser des *Liber medicinalis* in Frage.[41]

Das Werk umfasst 1115 Hexameter, die in 64 Kapitel gegliedert sind. Diese enthalten Therapien und Rezepte gegen Krankheiten, Leiden und Verletzungen aller Art, die vor allem auf Plinius und Dioskurides zurückgehen. Beispielsweise befasst sich

Conuenit hec tereti pendentia subdere collo
Multaq; preterea uerborum monstra silebo
Nam febrem uario dipelli carmine posse
Vana supstitio credit tremuleq; parentes

HEMITRITIO DEPELLENDO

Mortiferum magis ē qđ greci hemitriteo ·L· (aiunt)
Vulgatum uerbis hoc nr̄a discere lingua
Non potuere ulli puto nec uoluere parentes
Inscribis carte q; dicitur abrata (t ca) dabra
Sepius & subter repetes & detrahe summā
Et magis atq; magis desint elementa figuris
Singula q̄ semp rapies & cetera figes
Donec in angustum redigatur littera conum
His lino nexis collum redimere memento
Nonnulli memorant adipem pdesse leonis
Coralium uero si cocco nectere uelis
Nec dubites illi ueros miscere smaragdos.
Nc̄ d si baga teres niueo pretiosa colore
Talia languentis conducere uincula collo
Letalesq; abig& miranda potentia morbos

FRACTVRIS VEL LVXIS SANANDIS. ·LI·

Infandum dictu cunctis pcul absit amicis
Sed fortuna potens omnem conuertat in hostes
Vis indigna nouo si sparserit ossa fragore
Conueni& cerebrum blandi canis addere fractis

das zweite Kapitel mit dem Kopfweh und empfiehlt, dagegen eine in Wolle verpackte Knoblauchzehe durch das Ohr einzuführen.

Abracadabra ist ursprünglich nicht ein Zauberspruch aus einem Märchen. Das Wort sollte vielmehr gegen Malaria helfen. Das Rezept lautet im Wortlaut wie folgt:

«Zur Abwehr von Malaria. Noch grauenvoller ist die Krankheit, die von den Griechen Hemitritaeos genannt wird. Sie in unserer Sprache zu benennen hat bisher niemand vermocht, und auch keine Mutter und kein Vater gewünscht. Schreib auf eine Karte das Wort Abracadabra, wiederhole es viele Male untereinander, aber verkürze das Ganze, indem du jeweils einen Buchstaben weglässt, bis am Ende noch ein Buchstabe in einem engen Winkel bleibt. Diese Karte sollst du an einem Faden um den Hals binden.»

Die Anweisung ergibt das folgende Buchstabenbild, ein sogenanntes «Schwindeschema»:[42]

ABRACADABRA
ABRACADABR
ABRACADAB
ABRACADA
ABRACAD
ABRACA
ABRAC
ABRA
ABR
AB
A

Als Amulett um den Hals gehängt sollte nach Quintus Serenus also das *Abracadabra* vor Malaria schützen beziehungsweise ihre Symptome lindern. Als Alternative oder Ergänzung dazu empfiehlt er noch weitere Zaubermittel: Löwenfett oder auch Halsketten mit Korallen, Smaragden und Perlen.

Es mag heute erstaunlich klingen, dass in einem Kloster nördlich der Alpen ein Zauberspruch gegen Malaria überliefert ist. Allerdings war die Krankheit damals bis nach Norddeutschland anzutreffen.

Eines der letzten Rezepte im *Liber medicinalis* (Kapitel 60) ist dem Gegengift des Mithridates, König von Pontos (um 134–63 v. Chr.), gewidmet. Nach ihm ist die Mithridatisation benannt, nämlich das Immunmachen des Körpers gegen Gift durch die kontinuierliche Einnahme von kleineren Dosen desselben Gifts. Ein ähnliches Prinzip liegt auch der Impfung zugrunde. Vom römischen Feldherrn Pompeius besiegt, soll Mithridates schliesslich vergeblich versucht haben, sich zu vergiften, und liess sich deshalb von einem Soldaten mit dem Schwert töten.[43]

St. Gallen, Stiftsbibliothek
Cod. Sang. 44 (S. 321)
Pergament
368 Seiten, 30 × 21 cm
St. Gallen, 9. Jahrhundert

A ut leporis trepidi diluta coagula trade·
P rodest & potus & mulsus cloridus humor·
Q uidam &iam miranda ferunt uenerio te calore
I urant er ludum ueneris munusq· petendũ
S ed prius ẽ oleo partus feruescere rana
S intrius illoq· artus pducere suco·
xLVIIII · TERTIANO TIPONE MEDIENDO·
E st &iam alternis febris rediuiua dieb·
T empora discernens quas iuste pondera libre·
U t possis igitur talem phibere furorẽ
I nuolues cera sine caudis grana cumini·
P uniceq· inder pelli colloq· ligabis
P ulei ramũ lanę uelatus amictu·
T empore suspecto medicos pbebit odores·
P reterea cimex potatur tritus inouo·
Horridus adtractus sed gustu cõmodus apto·
L QUOTIDIANO TIPO REMEDIANDO·
A t qui continuis non cessat adire dieb·
S ed tantũ certas morb· discriminat horas
T riticeũ & metuit granũ si credere dignũ ei
Q uod lactitans fracto fuerit sub pane repertũ
N ec non ossa iuuant septis inuenta domox
C onuenit haec tereti pendentia subdere collo
M ultaq· pterea uerbox monstra silebo·
N am febrem uario depelli carmine posse
U ana supstitio credit tremulaeq· parentes·
LI E MITRITIO DEPELLENDE·
M ortiferũ magis ẽ qđ greci semitriteum·
U ulgaẽ uerbis hinc nr̃i dicere lingua
N on potuere ulli puto nec uoluere parentes·

Inscribis cartę qđ dicĩ abracadabra·
Sepius & subter repetis sed detrahe summa·
Et magis atq· magis desint elemẽta figuris
Singula queq· semp rapies & cętera figes·
Donec in angustũ redigatur littera conũ·
His lino nexis collũ redimere memento·
Nonnulli memorant adipẽ prodẽẽ leonis
Corallũ uero sic cocto nectere uelis
Nec dubites illos ueros miscere smaragdos·
Talia languentis conducere uincula collo·
Loetaleq· abiger miranda potentia·
LII IFACTURIS UEL LUXIS SANANDIS
Infandum dictu cunctis pcul absit amicis·
Sed fortuna potens omnẽ conuertet in hostes
Uis indigna nouo si sparserit ossa fragore·
Conuenit & cerebrũ blandi canis addere fractis
Lintea dein desupq· inducta nectere lanas
Sepius & sucos conspargere pinguis oliui·
Bis septẽ credunt inualescere cuncta dieb·
Aut tu & eri bacho capre fimus inde petulcę·
Hoc aperit clausũ trahit hęrens sanat apertũ
Si uero caput infestus conliserit ictus
Ex oleo nectit uestis debebit arachnes
Nescia haec ille nisi cũ sana ritabire·
Quod si luxa suo decedent membra tenero·
P rouerere femineos crines ac iungere sequi·
Congruit ac tali medicamine mota ligare
Aut malũ ex pingui tritũ apposuisse iuuabit
At si conclusũ seruabit tibia uulnus
Stercus ouis placide iungis adipeq· uiãs stor
Pandereque potue fulos pãtuloq· mederi·

condicione dare consenserunt.
ut ubi res ueniret in dubium. ma
gis de feminea regum prosapia
quam de masculina regem sibi eli
gerent. quod usque hodie apud pic
tos constat esse seruatum. Proceden
te autem tempore. brittannia post
brittones et pictos. tertiam scottorum
nationem in pictorum parte rece
pit. qui duce reuda de hibernia
progressi. tam amicitia quam ferro sibimet
inter eos sedes quas hactenus habent
uindicarunt. A quo uidelicet duce
usque hodie daalreudini uocantur.
Nam lingua eorum daal partem sig
nificat. Hibernia autem et latitu
dine sui status. et salubritate ac se
renitate aerum multum brittan
niae prestat. Ita ut raro ibi nix
plus quam triduana remaneat.
Nemo propter hiemem aut fena se
cet aestate. aut stabula fabricet
iumentis. Nullum ibi reptile ui
deri soleat. nullus uiuere serpens
ualeat. Nam saepe illo de brit
tannia adlati serpentes. mox ut
proximante terris nauigio. odore
aeris illius adtacti fuerint intereunt.
quin potius omnia pene quae in eadem
insula sunt. contra uenenum ualent.
Denique uidimus quibusdam a serpen
te percussis. rasa folia codicum qui de
hibernia fuerant. et ipsam rasuram
aquae inmissam ac potui datam.
talibus protinus totam uim ueneni
grassantis. totum inflati corporis ab
sumpsisse ac sedasse tumorem.
Diues lactis ac mellis insula. nec ui
nearum expers. piscium que uolu
crumque. sed et ceruorum caprearumque
uenatu insignis. Haec autem pro
priae patria scottorum est. ab hac
egressi ut diximus. tertiam in bri
tannia brittonibus et pictis gentem
addiderunt. Est autem sinus maris
permaximus. qui antiquitus gen
tem brittonum a pictis secernebat.
qui ab occidente in terras longo
spatio erumpit. Ubi est ciuitas brit
tonum munitissima usque hodie. quae
uocatur alcluith. ad cuius uidelicet
sinus partem septentrionalem. scot
ti quos diximus aduenientes sibi lo
cum patriae fecerunt. II

St. Gallen, Stiftsbibliothek
Cod. Sang. 247 (S. 10)
Pergament
302 Seiten, 29,5 × 23,5 cm
St. Gallen, um 860

Irische Manuskripte gegen Gift

Der Glaube an magische Kräfte war für die Menschen in einer Welt, die oft rational nicht zu durchdringen war, natürlicher Teil des Universums. Auch die grössten Ärzte und Gelehrten griffen auf Irrationales zurück oder betrachteten es – etwa im Fall der Viersäftelehre oder der Astrologie – als vermeintlich rational.

Ein Beispiel dafür ist der Angelsachse Beda Venerabilis (672/3–735). Der Mönch aus Wearmouth/Jarrow war ein wahrer Universalgelehrter, interessiert an Textkritik, Mathematik, Astronomie, Sprache, Dichtung und Geschichte, was umso mehr erstaunt, als es heisst, dass er sein Heimatkloster während seines ganzen Lebens nie verliess. Seine *Kirchengeschichte des englischen Volks,* ein bedeutendes Werk der Geschichtsschreibung, enthält im ersten Kapitel eine literarisch sehr ansprechende Beschreibung der Inseln Britannien und Irland. Letztere beschreibt Beda als paradiesischen Ort, an dem kein Schnee fällt und giftige Schlangen sterben, die sich von Britannien her auf Schiffen nähern.[44]

Anknüpfend an die Wirkung der Insel gegen alles Giftige, fügt Beda die folgende Passage hinzu: «Überhaupt sind fast alle Dinge auf der Insel gut gegen Gift. So habe ich gesehen, dass wenn Menschen von Schlangen gebissen waren, das sich verbreitende Gift sofort vertrieben wurde und die Schwellung nachliess, wenn man ihnen Wasser zu trinken gab, in das Seiten aus Büchern gegeben worden waren, die aus Irland stammten.»

Wasser, das mit Blättern irischer Bücher versetzt war, sollte also gegen Schlangenbisse helfen. Darin spiegelt sich die damals hohe Verehrung der irischen Kultur in der angelsächsischen Kirche. Später, ab dem 12. Jahrhundert, haben die Engländer allerdings durch wiederholte Zerstörungen wesentlich dazu beigetragen, dass heute nur noch kleine Reste der grossen irischen Manuskriptkultur des 6. bis 9. Jahrhunderts erhalten sind.

Die gezeigte Handschrift, Cod. Sang. 247, stammt aus der Blütezeit des St. Galler Skriptoriums zur Zeit Abt Grimalds und seines Stellvertreters, des Dekans Hartmut. Es handelt sich um eine Abschrift einer Vorlage aus dem Kloster Weissenburg, die heute noch in der Herzog August Bibliothek Wolfenbüttel erhalten ist (Weissenburg 34). Grimald war von 847 bis 872 in Personalunion Abt von St. Gallen und Weissenburg. Es ist nicht oft möglich, den direkten Bezug zweier Handschriften zueinander so klar festzustellen.[45]

Ein Kreuz gegen Fieber und den Teufel

St. Gallen, Stiftsbibliothek
Cod. Sang. 759 (S. 91)
Pergament
94 Seiten, 21,5 × 16,5 cm
St. Gallen (?),
1. Hälfte 9. Jahrhundert

Das christliche Zeichen des Kreuzes wurde oft mit Magie aufgeladen, in den Dienst von Heilungsritualen gestellt und wie ein Amulett verwendet. In Cod. Sang. 759 findet sich inmitten medizinischer Texte, die auf den spätantiken Arzt Oribasius (vgl. S. 52) zurückgehen, ein *Schutzbrief gegen die Versuchungen des Teufels und gegen Fieber.* Er benutzt das Kreuz gleichzeitig als Heils- und Heilungssymbol. Wie beim *Abracadabra* wird der Text als Amulett verwendet. Er lautet in der Übersetzung wie folgt:[46]

«Brief, der vor den Versuchungen des Teufels und vor Fieber schützt. Man trägt die folgende Schrift auf sich: Weiche durch das Kreuz unseres Herrn Jesus Christus, weiche durch das Blut unseres Herrn Jesus Christus, weiche durch die Auferstehung unseres Herrn Jesus Christus. Stell dem Diener des Herrn nicht nach, weder ihm noch allen Menschen, die mit mir wohnen. Ich verbiete es dir im Namen des Vaters und des Sohnes und des heiligen Geistes. Das Kreuz ist mein Zeichen gegen deine Hinterhalte, das Kreuz, das ich immer anbete, das Kreuz ist meine Zuflucht, das Kreuz besiegt das Gift, das Kreuz besiegt das Schwert, das Kreuz besiegt den Teufel, das Kreuz öffnet die Türen zum Himmel, das Kreuz soll von allen angebetet werden.»

Die Handschrift aus der ersten Hälfte des 9. Jahrhunderts zeigt eine aussergewöhnliche Schrift, die sich in eigenwilliger Form in Wellen auf das Blatt verteilt. Die Buchstabenformen legen nahe, dass der Schreiber in Irland oder England geschult wurde. Die Herkunft St. Gallen ist deshalb fraglich. Die Beschwörung beginnt auf Seite 91 auf Zeile 7 von oben mit dem Wort *Breve* («Brief»).

Smirna simplex; storace ·II· mastice ·II· mirre ·I· oneas
angellas ·II· pore uiridis ·I· hec om minute tundis et mis
et facies pastellus; CCCXLI;
Positio siro mire foli ·III· casia ·III· casto ·III· cenomum ·III·
ca indica ·III· hec om tunsa et cribrata diligent in sac — CCCXLII
s reponis;
eue qd facit pro temtamenta diaboli uel frigoras por
pur se hec scriptura; per crucem dni ni ihu xpi parce per san
ne dni ni ihu xpi parce per resurrectionem dni ni ihu xpi parce
scensionem dni ni ihu xpi parce non pereat has famulo di
neq; omnes homines habitantes mecum int dico tibi per pa
e et filium et spm scm: Crux dni signum m contra insidias
ast crux quam ego semper adoro † Crux mihi refugium †
ux uincit uenenum † Crux superet gladios † Crux uincit
iabolos † Crux aperit ianuas celi † Crux adoranda per om
s benedict; in secula; Obsecro uobis fortissimi et beati
imi harcangeli di· michael gabriel rapahel oriel
raguel tubel, cum uirtutes di et potestas sps sci iubeatis
llo saluare noctib; et dieb; horis atq; momentis
de gladio maligno, de pustula et de omne temptatione
morborum ds fortissimi adiuua illi:; CCCXLIII;
CATAplasma diadafnidon et de paticus et melan
colicus id maniacus id bazas lauri cimino senape
apii pulli pannis mundatus et cribellatus mel
eo coqs et ponis melancol, et maniac et ipocondriis
spaticis laterai; Apud fleumaticismo id capurtum opops
no genape pip mastice masticar ad sole rum et qdiu fleuma
bene purgit;

28

Phisiologi quoque signa .xii. in
corpore hominis distribuunt. Sic
(lanam)
Arietem in capillos. taurum in frontem.
(& aures)
Geminos in oculos. Cancrum in Nares. habitu retro gradas
(dentes)
Leonem in Labia & barbam. Virginem quae
(colli &)
nihil parit. in nuda. Gutturis.
Libram in Brachia & manus. Scor
pionem. in pectus & ventrem. Sagit
tarium in verendorum virgam. Capri
cornum genu flexilem. in femora &
Genua. Aquarium in Crura aquis
apta. Pisces in pedes. Sed & medi
ci asserunt. In singulorum signorum
(suos)
mensibus. suis membris. morbos so
lere inesse. Nec mirum gen
tilitatem. tam veri simili vanita
te illectam. totum anasse eius (se) cum duo
(numerus)
denarius. perfectus quidem. Invidum imper
(ita)
fectos decipere. Ut in zodiaco
(in xii.)
vere quidem partito. sed falso. tot mo
dus. id est animantibus insignito.
& tam congruo commento. tot cor
poris partibus applicato. Astutia
si calleat. fanitatem. & ut ita di
cam semper prudentiam etiam fallere
possit. Sed tamen non Socrates ut opinor.
qui canem quem iurat. Ioui mortuo p
tulit. Neque Plato. quidem unum im
mortalem. rebus mortalibus preesse
asseruit. si evangelistas haberent.
idola ... ararent.

St. Gallen, Stiftsbibliothek
Cod. Sang. 159 (S. 128)
Pergament
384 Seiten, 31,5 × 24,5 cm
St. Gallen, 9. Jahrhundert
(Glossen Ekkeharts IV.
11. Jahrhundert)

Körper und Sterne

Der auf die Antike zurückgehende Glaube, dass die Gestirne einen Einfluss auf den Körper und die Gesundheit haben, war im Spätmittelalter weit verbreitet. Im Frühmittelalter war man diesbezüglich skeptischer, das zeigen Notizen des gelehrten St. Galler Mönchs und Chronisten Ekkehart IV. (nach 980 – um 1060) auf der leeren Seite 128 von Cod. Sang. 159. Zunächst hält er fest, welches Tierkreiszeichen sich nach der antiken Lehre auf welchen Körperteil bezog, und zwar von Kopf bis Fuss der Reihe nach:[47]

«Die zwölf Tierkreiszeichen verteilen sich auf den menschlichen Körper, so der Widder auf die Wolle der Haare, der Stier auf die Stirn, die Zwillinge auf die Augen und Ohren, der Krebs auf die mit dem Atem zurückgehenden Nasenlöcher, der Löwe auf die Lippen, Zähne und den Bart, die Jungfrau, da sie nichts erzeugt, auf die Nacktheit des Halses und der Kehle, die Waage auf Arme und Hände, der Skorpion auf die Brust und den Bauch, der Schütze auf die Rute der Scham, der in den Knien geschmeidige Steinbock auf die Oberschenkel und die Knie, der Wassermann auf die ans Wasser gewöhnten Unterschenkel, die Fische auf die Füsse.»

Für Ekkehart war der von diesem Schema abgeleitete Glaube, dass die Tierkreiszeichen auch die Gesundheit beeinflussen würden, allerdings Unsinn, eine Lügengeschichte des antiken Heidentums, wie er im darauf folgenden Abschnitt deutlich macht. Aufgrund der Vollkommenheit der Zahl Zwölf, die sich bei den Gestirnen zeige, würden sich manche Dumme täuschen lassen und diesen Quatsch glauben. Der St. Galler Mönch ist ein Zeuge dafür, dass im Mittelalter eine kritische Haltung gegenüber der Astrologie durchaus möglich war.

Von seiner Kritik an der vorchristlichen Antike nimmt Ekkehart interessanterweise Sokrates und Plato aus. Auch sie seien zwar dem Heidentum zuzurechnen, hätten aber der Meinung Ekkeharts nach nicht Götzenbilder angebetet, wenn sie das Evangelium schon gekannt hätten. Denn Sokrates habe einen Hund, weil dieser lebte, dem toten Jupiter vorgezogen, und Plato habe gesagt, dass der eine unsterbliche Gott den sterblichen Dingen vorzuziehen sei.

Cod. Sang. 159 entstand im 9. Jahrhundert im Kloster St. Gallen. Der Band enthält Werke von Hieronymus, Origenes und Cassiodor. Ekkehart IV. setzte sich im 11. Jahrhundert intensiv mit dem Inhalt auseinander und fügte – wie auch in anderen Handschriften – zwischen den Zeilen und am Seitenrand zahlreiche Kommentare ein, die seine weitgespannten Interessen und seine Belesenheit aufzeigen.[48]

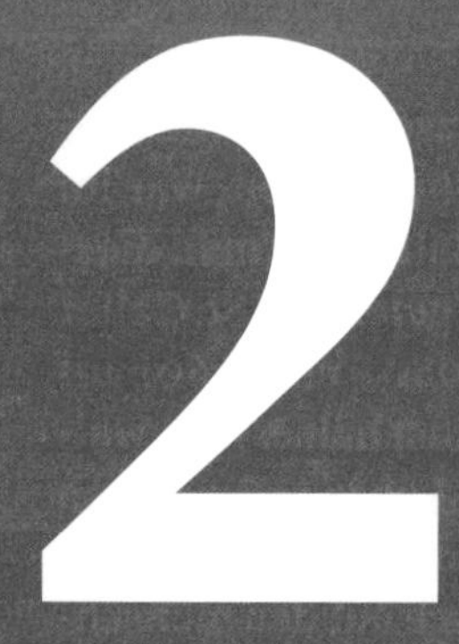

Das antike Erbe der Medizin

Franziska Schnoor

Zumindest dem Namen nach dürfte Hippokrates der bekannteste Arzt der Antike sein.[49] Wohl jeder hat schon einmal vom «hippokratischen Eid» gehört. Weniger bekannt ist, wer Hippokrates überhaupt war. Das liegt nicht zuletzt daran, dass es nur wenige gesicherte Informationen über sein Leben gibt.

Hippokrates entstammte einer Familie von Ärzten und wurde wohl um 460 v. Chr. auf der griechischen Insel Kos geboren. Möglicherweise begründete er die dortige Ärzteschule. Insgesamt 60 medizinische Schriften, die das sogenannte *Corpus Hippocraticum* bilden, erscheinen unter seinem Namen. Es lässt sich aber für keine der Schriften mit Gewissheit nachweisen, dass sie von Hippokrates selbst stammt. Die meisten dürften von verschiedenen Ärzten der Schule von Kos verfasst worden sein.

Auf Hippokrates geht die «Viersäftelehre» (oder «Humoralpathologie») zurück. Diese Lehre basiert auf der naturphilosophischen Idee von vier Elementen (Feuer, Wasser, Luft, Erde) und vier Qualitäten (heiss, kalt, trocken, feucht). Diesen ordnet sie vier Körpersäfte des Menschen zu: Blut (heiss/feucht), Schleim (kalt/feucht), gelbe Galle (heiss/trocken) und schwarze Galle (kalt/trocken). Nach hippokratischem Verständnis müssen die Körpersäfte im richtigen Verhältnis zueinander stehen. Ein Ungleichgewicht führt zu Krankheiten. Behandlungsmethoden zielen darauf ab, die Säfte wieder in ein harmonisches Verhältnis zu bringen. Dabei legte die Ärzteschule von Kos besonderes Gewicht auf die Diätetik, also auf richtige Ernährung und Lebensführung.

Die Viersäftelehre wurde von dem aus Pergamon in Kleinasien stammenden Galen (um 130–um 200 n. Chr.) weiterentwickelt und verfeinert.[50] Dieser wirkte unter anderem als Leibarzt des römischen Kaisers Marc Aurel (161–180 n. Chr.). In Galens System fanden weitere Viererschemata ihren Platz: vier Hauptorgane, Winde, Jahreszeiten, Tageszeiten und Lebensalter. Für Galen galt das Prinzip der Gegensätzlichkeit bei der Behandlung; dementsprechend unterschied er auch Arzneimittel nach ihren Qualitäten (kühlend, wärmend, trocknend oder anfeuchtend).

Die Lehren von Hippokrates und Galen boten die Grundlage für die mittelalterliche Auffassung von den vier Temperamenten des Menschen. Je nachdem, welcher Körpersaft in einem Menschen von Natur aus vorherrscht, bezeichnet man ihn als Sanguiniker (*sanguis* = Blut), Phlegmatiker (*phlegma* = Schleim), Choleriker (*chole* = Galle) oder Melancholiker (*melaina chole* = schwarze Galle).

Pseudo-Hippokrates, Galen und ihr Kompilator Oribasius

St. Gallen, Stiftsbibliothek
Cod. Sang. 761 (S. 3)
Pergament
290 Seiten, 13,5 × 10 cm
Irland (?), um 800

Die medizinische Sammelhandschrift Cod. Sang. 761 beginnt mit einem Hippokrates zugeschriebenen Brief an Maecenas.[51] Auf der abgebildeten Seite erscheint der Name Hippokrates prominent gleich dreimal in den ersten Zeilen: im orangefarbenen Incipit des ersten Textes (*Incipit liber medicinalis Yppogr[atis]* – «Hier beginnt das Medizinbuch des Hippokrates»), in der besonders gross geschriebenen ersten Zeile der Anredeformel darunter (*Ippogrates Mecenati suo salutem* – «Hippokrates grüsst seinen Maecenas») und ganz oben in der Inhaltsangabe der Handschrift, die im 18. Jahrhundert vom St. Galler Stiftsbibliothekar Pius Kolb hinzugefügt wurde. Auf der folgenden Seite werden vier Qualitäten und ihnen zugeordnete Körperteile beschrieben: heiss, kalt, trocken und feucht. Kalt sind die Atemorgane, heiss die Seele, trocken die Knochen und feucht das Blut.

Ferner enthält der Codex Auszüge aus einer der zahlreichen Schriften des Galen.[52] Ihm werden noch mehr Texte zugeschrieben als Hippokrates – mehr als 330 Werke umfasst das Corpus galenischer und pseudo-galenischer Schriften. Der Traktat *Ad Glauconem de medendi methodo* («An Glaukon über die Heilmethode») dürfte tatsächlich von Galen selbst stammen. In den Exzerpten der St. Galler Handschrift werden verschiedene Arten von Fieber, ihre Symptome, Ursachen und Behandlungsmethoden besprochen.

Auch Auszüge aus dem Werk des spätantiken Mediziners Oribasius (320er Jahre – nach 396 n. Chr.) sind in der Handschrift überliefert.[53] Oribasius war Leibarzt des Kaisers Julian (360–363). Auf Wunsch des Kaisers stellte er eine medizinische Enzyklopädie zusammen, die auf den Schriften des Galen und anderer antiker Ärzte beruhte. Für seinen Sohn Eustathius fertigte er eine Kurzfassung dieser Enzyklopädie an. Auszüge hieraus in lateinischer Übersetzung bilden den umfangreichsten Teil von Cod. Sang. 761. Dabei werden teilweise dieselben Themen behandelt wie in der oben erwähnten Schrift von Galen, nämlich Fiebererkrankungen.

Die Handschrift wurde um 800 geschrieben – sicher nicht im Kloster St. Gallen. Die Schrift, eine insulare Minuskel, weist auf Entstehung in Irland, England oder in einem insular beeinflussten Kloster auf dem europäischen Festland hin. Wann und wie der Codex nach St. Gallen gekommen ist, weiss man nicht.

Libellus medicinalis, ex Hippocrate, et Galeno collectus. D. n. 4 8vo.

Incipit liber medicinalis Ypocratis

Ypocrates Mecenae

c suo salutem. libellum quem pro
gauisus tibi promisi omni cura adhi
bita descriptum misi optimam sani
tatis tuae salutis custodem quem debes
cum diligenter intueri quare scriptus
est. Adcurationem enim corporis
tui omnia exposita sunt quae
curationum effectu comperi. Celeri
terque conplexum tuum habere ergo
rationem debebis. Hunc ergo diligenti
cura lectum summa breuitate conpre
hendi. Singula curationum genera
dicere me de inproposito ceterum in pro
feram. quae per tua ex[illegible] nisse po
terit. sapientibus enim ratio ueteri
in capillo conuenit. Omnis haec corporis
hominum. procedit aliquot .iiii. gene
ribus constat. propter quae hominum

A SCRIBIS IN PAPIRO FERARUM [illegible] AD CAPITIS DOLOREM

Anomina et ad caput ligabis lea leo taurus tigris ursus panthe
ra pardus dum ligaueris in silentio dicis ipsa nomina. Si diffi
cilis somnus sit oleo amigdalino caput unguerio post et. Item malus
psici nuclei medullas contritas adiecto et fronti inlinia et mox sedat.
Item baccas lauri numero noue et album en oui in mortario triblas
et in fronti inlinito quia capitis dolorem cum oleo rodino trita siue ei
sucus consagitum contra omnia mala auferenda etiam liberat omnem
periculum febrium non solea et in flores pari potio est separatum et
tritum conmiscis facis trociscos et reponis. Nam radices eius siccas
reponis et dum opus fuerit de flos duplum et de radices pastem unam set
et de folia eius pastes binas. conmisces in uno et melle cottidie dato.
omnis uitias interiores liberat. Id est. herba crisantimus in aqua decolta eam
quam potatur. HERBAS QUAS SUNT TERMATICAS SUAS PECIES

Rosmarinum. risopum. capriolus. eruca lenticla nepeta poleum feniculo ur
tica [illegible] efolium sinape edera laurinum absentium a stemissia apium
menta coliculum ruta castoreum gentiana anetum cipressum millefolium
malum terrae [illegible] paruum serpullum aristolocia. HERBAS FRIGIDAS SUAS PECIES

Portulaca sempiuum beta plantago lactuca papauer agrestis cucume
res siluatico ocimum salsura decuairbita psonice. herba leporina quin
que folium cicuta fel taurinus. herba strumu. herba senitione. herba lapacium
lilium rosa ciba la[illegible]ris. FINIS SECUNDI EPISTOLAE MEDICINE

Frequenter mihi di in peregrinationibus accidit ut propter meam aut
meorum infirmitatem uarias fraudes medicorum experirer. Quibus
dam uilissima remedia ingentibus pretiis uenientibus; aliis quae cura
re nesciebant cupiditatis causa nescientibus. quosdam uero compe
ri hoc generi grassari. Ut langores qui paucissimis diebus uel etiam
moris possunt rep[illegible] in longum tempus extraerent et egros suos
diu in redit [illegible]taberent. seuores que ipsis morius existerent
qua propter necessarium mihi uisum est undique ualitudinis auxil

St. Gallen, Stiftsbibliothek
Cod. Sang. 751 (S. 184)
Pergament
500 Seiten,
27,5–28 × 18–18,5 cm
Norditalien (?),
2. Hälfte 9. Jahrhundert

Die *Physica Plinii* – eine spätantike Zusammenstellung von Heilmitteln auf der Grundlage von Plinius dem Älteren

Diese Sammelhandschrift aus der 2. Hälfte des 9. Jahrhunderts enthält 39 medizinische Texte diverser Autoren.[54] Einige von ihnen sind Hippokrates und Galen zugeschrieben, einer sogar Äskulap, dem antiken Gott der Heilkunst.

Einer der umfangreichsten Texte des Codex trägt auf der abgebildeten Seite den Titel *Filini Secundi epistula medicine*).[55] Es handelt sich hierbei um Auszüge aus der *Naturalis historia*, der naturwissenschaftlichen Enzyklopädie des antiken Autors Plinius des Älteren (Caius Plinius Secundus, um 23/24–79 n. Chr.). Ein beträchtlicher Teil der aus 37 Büchern bestehenden Enzyklopädie widmet sich medizinischen Themen: In Buch 20–27 beschreibt Plinius Heilmittel aus Pflanzen, in Buch 28–32 solche aus Tieren. Ein spätantiker anonymer Autor hat die Kapitel aus Plinius in der für den praktischen Gebrauch besser geeigneten Ordnung *a capite ad calcem* («von Kopf bis Fuss») zusammengestellt. Dieses Werk wurde nach dem 4. Jahrhundert erneut bearbeitet und erweitert. In der Forschung wird diese Fassung als *Physica Plinii* bezeichnet.

Der anonyme Kompilator hat seinem Werk einen Prolog vorangestellt, in dem er sich über das verbrecherische Wirken der Ärzte seiner Zeit beklagt: «Oft geschah es mir auf Reisen, dass ich [...] Bekanntschaft machen musste mit verschiedenen Betrügereien durch Ärzte, wobei einige von ihnen billige Medikamente zu horrenden Preisen verkauften, andere sich bestimmter Fälle annahmen, von denen sie keine Ahnung hatten, weil sie auf das Geld aus waren. Mir ist sogar zu Ohren gekommen, dass einige so auf Beutefang gehen, dass sie Leiden, welche innerhalb [...] weniger Stunden kuriert werden könnten, in die Länge ziehen, um von ihren Patienten lange profitieren und um selbst noch schlimmer wüten zu können als die Krankheiten.»[56]

In Cod. Sang. 751 ist der Text der *Physica Plinii* durchsetzt von magischen Anweisungen. Einige solche Beschwörungsformeln finden sich auch schon bei Plinius selbst in seiner *Naturalis historia*, in der St. Galler Handschrift aber nehmen sie besonders breiten Raum ein.[57] Insgesamt 44 magische Beschwörungen sind in den Text eingestreut. Auch Amulette kamen zum Einsatz. Gleich zu Beginn der abgebildeten Seite liest man folgendes «Rezept» gegen Kopfschmerzen: «Schreibe auf einen Papyrus die Namen von wilden Tieren und binde ihn um deinen Kopf: ‹Löwin, Löwe, Stier, Tiger, Bär, Panther, Leopard.› Während du ihn schweigend umbindest, sprich die Namen.»

Ein spätantiker Brief über Diätetik

St. Gallen, Stiftsbibliothek
Cod. Sang. 762, S. 217–260
(S. 217)
Pergament
278 Seiten, 19,5 × 12,5–13 cm
Italien (?), kurz nach 800

Auch die kleinformatige Handschrift Cod. Sang. 762 ist eine Sammelhandschrift.[58] Sie wurde kurz nach 800 möglicherweise in Italien geschrieben und enthält zehn medizinische Texte. Wohl der interessanteste von ihnen ist der an den Frankenkönig Theuderich gerichtete Brief über Speisediät des griechischen Arztes Anthimus *(Epistula Antemi [...] ad gloriosissimum Theudoricum regem Francorum)*. Die Handschrift ist der älteste Zeuge des Werks.[59]

Anthimus wurde wegen seiner Unterstützung des ostgotischen Heerführers Theoderich Strabo († 481) durch den oströmischen Kaiser Zenon (474–491) ins Exil verbannt. Er floh zu den Ostgoten und hielt sich nach Theoderichs Tod am Hof von dessen gleichnamigem Nachfolger, Theoderich dem Grossen, in Ravenna auf. Vermutlich diente er als dessen Botschafter bei den Franken.

Der Brief beginnt mit allgemeinen Bemerkungen über die Bedeutung der guten Ernährung und insbesondere der richtigen Zubereitung von Essen durch gründliches Garen: «Wie alle Speisen genossen werden sollen, damit sie richtig verdaut werden, so dass sie für gute Gesundheit Gewähr bieten [...], habe ich mich bemüht [...] darzustellen gemäss den Vorschriften der medizinischen Autoren; beruht doch die Gesundheit der Menschen grundlegend auf der Zuträglichkeit der Speisen [...].»

Anschliessend geht er auf einzelne Nahrungsmittel und Getränke ein. Manche seiner Anweisungen sind beinahe schon Kochrezepte:

«Lammfleisch und Fleisch von jungen Ziegenböcken ist sehr bekömmlich in jeder Form, gedämpft oder in einer Brühe gesotten; auch gebraten ist es zuträglich.

Hasen können, wenn sie jung sind, auch gegessen werden, und zwar in einer süssen Tunke mit Pfeffer, ein wenig Gewürznelken und Ingwer, Kostwurz und Narde, Stengel oder Blatt.

Für Speck haben die Franken eine unbezwingliche Vorliebe [...]. Gerösteter Speck ist in keinem Fall zu geniessen, weil er sehr schadet. [...] Was den rohen Speck anbetrifft, den, wie ich höre, die Herren Franken zu essen pflegen, wundere ich mich sehr, wer ihnen ein solches Heilmittel bekannt gemacht hat, so dass sie keine andern Medikamente brauchen. [...] Dank dieser Speise sind sie gesünder als andere Völker.

Käse liegt, wie man sagt, nicht nur Kranken, sondern auch Gesunden schwer auf [...], weil er sich in der Niere zusammenballt und daraus Steine entstehen.

Getrocknete Feigen sind gut und zuträglich, besonders gegen beginnenden Katarrh, wenn sie längere Zeit im Munde gekaut werden, und wer rauhen Hals hat oder heiser ist, isst sie mit Vorteil.»

NCIPIT EPSL ANTHIMI UI
INLUS COM ET LICATARII
ADGLORIOSISSIMUM THEU
DORICUM REGEM FRAN
CORUM.

RATIO OBSERUATIONIS UES
trae pi&atis secundum p̃
cepta auctorum medicinalẽ
ut potui uobis exponere p
futura generaliter p̃curaui
in prima sanitas hominum incibis
congruis constat. Id si bene adhibe
ti fuerint bonã digestionem cor
poris faciunt. Si aut̃ non bene fue
rint cocti grauitatẽ esthomacho
& uentri faciunt. Etiã & crudus
humoris generant & acedibas
carbunculus & ructus grauissi
mus faciunt. Exinde &iam fumus

Cassiodor propagiert das Studium der antiken Medizin

St. Gallen, Stiftsbibliothek
Cod. Sang. 199 (S. 105)
Pergament
374 Seiten, 23 × 26,5 cm
St. Gallen,
3. Viertel 9. Jahrhundert

Neben Benedikt von Nursia (vgl. S. 68) und Isidor von Sevilla (um 560–636), der im 4. Buch seiner *Etymologiae* über die Medizin schreibt, ist vor allem ein frühmittelalterlicher Autor wichtig für die Vermittlung des antiken Wissens über Medizin an das christliche Abendland: Magnus Aurelius Cassiodorus Senator (um 485–um 580).[60]

Cassiodor gründete nach seinem Rückzug von einer politischen Laufbahn das Kloster Vivarium in Kalabrien. Für die Mönche dort verfasste er ein Lehrbuch der Theologie und der weltlichen Wissenschaften, die *Institutiones divinarum et saecularium litterarum*. Besonders das zweite Buch über die weltlichen Wissenschaften, die sogenannten *Septem artes liberales,* zog weite Kreise auch ausserhalb des Klosters Vivarium. Es wurde zur Grundlage für die Schulbildung sowie für das Studium an den Artistenfakultäten der Universitäten im Mittelalter.

Ein Kapitel im ersten Buch der *Institutiones* widmet sich der Medizin. Cassiodor richtet sich darin an die Mönche, denen die Fürsorge für Kranke anvertraut ist. Auf den ersten Blick scheint Cassiodor der Heilkunst ambivalent gegenüberzustehen. Einerseits empfiehlt er das Studium der Heilpflanzen und Arzneien, andererseits warnt er davor, das Vertrauen auf die Heilwirkung von Pflanzen und auf menschliches Wissen zu setzen, denn Gott allein schenke Heilung. Was wie ein Widerspruch aussieht, ist aber in Wirklichkeit keiner. Cassiodor zitiert aus dem Brief des Paulus an die Kolosser (Kol 3,17): «Alles, was ihr tut, mit Worten oder mit Werken, das tut alles im Namen des Herrn Jesus Christus, und dankt Gott und dem Vater durch ihn.» Der Mönch, der als Heilkundiger seinen Mitmenschen dient, soll also seine Heilkunst im Namen Gottes und mit Gottes Hilfe anwenden.

Cassiodor nennt seinen Mönchen einige antike Werke zur Medizin, die er in der Bibliothek des Klosters zum Studium bereitgestellt habe: Schriften von Hippokrates (u. a. sein Werk über Kräuter und Heilmittel) und Galen (u. a. seine an den Philosophen Glaukon gerichtete Therapeutik) oder die *Medicina* des Caelius Aurelius. Da nicht alle der griechischen Sprache mächtig seien, empfiehlt er, die griechischen Autoren in lateinischen Übersetzungen zu lesen.

iugiter indicat quantitatem. Quia frequenter nonnul
lis diebus solis claritas abesse cognoscitur. Quae uobis salu
briter imperantur efficite. miroque modo in terris aqua
peragit. quod solis flammeus uigor desuper modulatus
excurrit. Itaque natura diuisa sunt. ars hominum fecit
ire concorditer. In quibus fides rerum tanta ueritate
consistit. ut quod ab utrisque geritur. per internuntios
aestimes esse constitutum. Haec ergo procurata sunt.
ut militibus christi certissimis signis admoniti ad opus exercen
dum diuinum quasi tubis clangentibus edocentur.

DE MEDICIS

XI. Sed et uos alloquor fratres egregios qui humani corporis
salutem sedula curiositate tractatis. et confugientibus
ad loca sanctorum officia beatae pietatis impenditis. tristes
passionibus alienis. de periclitantibus maesti. susceptorum
dolore confixi. et in alienis calamitatibus merore proprio
semper attoniti. ut sicut artis uestrae peritia docet langu
entibus sincero studio seruiatis. Ab illo mercedem re
cepturi. a quo possunt pro temporalibus aeterna reddi.
Et ideo discite quidem naturas herbarum. commixti
onesque specierum sollicita mente tractate. Sed non ponatis
in herbis spem. non in humanis consiliis sospitatem. Nam

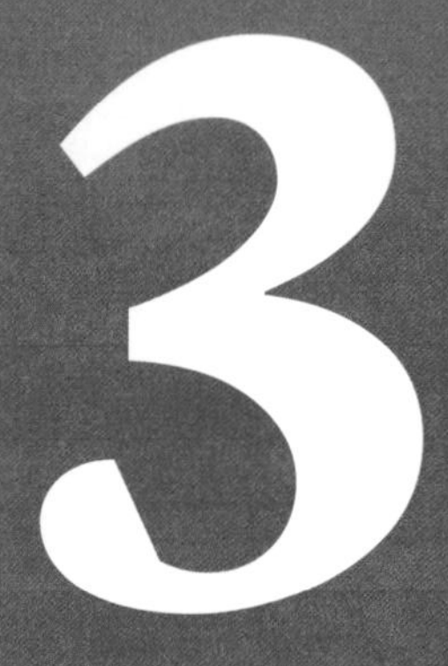

Christliche Krankensorge

Cornel Dora

Der wohl wichtigste Beitrag des Mittelalters zur Medizingeschichte ist die Entwicklung einer Sozialethik der Sorge um die Kranken. Während die medizinische Behandlung in der Antike im Familienverband geschah, machte das Christentum dies zur Aufgabe jedes Einzelnen. Es befreite dadurch das individuelle Schicksal Kranker und Notleidender aus dem Familien- und Klienteldenken.

Dahinter steckte die Idee, dass uns Christus in jedem Menschen, besonders im Kranken und Notleidenden, aber auch im Fremden begegnet und dass es vor Gott keinen Unterschied gibt zwischen reich und arm, Frau und Mann, krank und gesund, weil jeder Mensch eine Seele hat und damit etwas Göttliches in sich trägt.

Heute ist die Sorge um den kranken und armen Mitmenschen fest in unserer Gesellschaft etabliert. Zahlreiche Infrastrukturen übernehmen diese Aufgabe: Arztpraxen, Apotheken, Spitäler, Alters- und Pflegeheime. Der Staat und die Versicherungen stellen die Finanzierung sicher für den Krankheitsfall, für Invalidität, Unfall und Arbeitslosigkeit sowie für die Altersvorsorge. Das ist nicht die selbstverständliche Folge einer angeborenen Menschlichkeit, sondern es basiert auf ethischen Grundlagen, die im Christentum besonders ausgeprägt sind, insbesondere auf dem Konzept der Nächsten- und sogar Feindesliebe. Sie erklären auch Unterschiede zu anderen Kulturkreisen.[61]

Aus dem Evangelium ergab sich in mehrfacher Hinsicht ein Bezug zur praktischen Krankensorge. Da sind zunächst die Wunderheilungen Jesu, des *Heilands,* zu nennen, aus denen sich das Bild des *Christus Medicus* entwickelte: Christus als Arzt für Leib und Seele. Grundlegend für die Idee der Krankenpflege ist auch die Geschichte vom barmherzigen Samariter, der später zum Prototypen für den Arzt und Krankenpfleger schlechthin wurde. In ihm ist gemäss Christus die Idee der Nächstenliebe, die das wichtigste Gebot menschlichen Zusammenlebens darstellt, beispielhaft ausgedrückt.[62]

Wichtig für die Umsetzung der philanthropischen Ideen aus dem Evangelium war Kapitel 36 der Benediktsregel aus dem Jahr 529. Der Ordensgründer Benedikt von Nursia betonte die Pflege der Kranken als Aufgabe, welcher der Abt sein besonderes Augenmerk geben sollte, und er fügte praktische Anweisungen hinzu. Damit steckte er den Rahmen für die Klostermedizin des Frühmittelalters ab.

Christus heilt Besessene und Kranke

St. Gallen, Stiftsbibliothek
Cod. Sang. 56 (S. 85)
Pergament
342 Seiten, 34 × 26 cm
Fulda,
2. Viertel 9. Jahrhundert

In zahlreichen Episoden der vier Evangelien heilt Jesus Kranke, Besessene, Lahme und Aussätzige, ja er erweckt sogar Tote zum Leben. Dabei hat das Heilen immer auch eine geistige Dimension. Es ist der Kampf des Erlösers gegen das Böse und sein Mitleid mit den Kranken. Mit Sätzen wie «Steh auf, geh hin, dein Glaube hat dir geholfen» (Lk 17,19) unterstreicht Christus dabei selber die religiöse Dimension seiner Heilungen. Sie haben allerdings sonst nichts Magisches oder Beschwörendes an sich. Die Tätigkeit Jesu als Heiler im körperlichen und seelischen Sinn wurde von den Kirchenvätern im Bild des *Christus Medicus* aufgenommen.[63]

Die Wundertaten Jesu in der Bibel hatten eine grosse literarische Wirkung. Sie wurden zum Vorbild für unzählige Wundergeschichten in den Heiligenlegenden. Im Missionszusammenhang des Frühmittelalters waren sie wichtig. Gleichzeitig machten sie das Leid Kranker bewusst und legitimierten die philanthropische Idee der Krankenpflege.

Wichtigstes Instrument der christlichen Mission war die Vermittlung der Bibel. Dazu musste sie in geeigneter Form zur Verfügung stehen, wobei auch sprachliche Barrieren zu überwinden waren. Im 3. und 4. Jahrhundert wurden der hebräische und griechische Urtext ins Lateinische – und übrigens auch ins Gotische – übersetzt. Ab dem späten 8. Jahrhundert folgten die ersten Übertragungen in die germanischen Volkssprachen. Wie das Christentum die geistige Welt veränderte, wird darin deutlich, dass für viele Wörter, die christliche Konzepte ausdrückten, keine volkssprachliche Entsprechung bestand. Die Übersetzer schufen deshalb neue Wörter oder gaben alten neue, christliche Bedeutungen.

Ein imposantes Werk in diesem Zusammenhang ist der althochdeutsche Tatian der Stiftsbibliothek, Cod. Sang. 56. Er enthält das *Diatessaron* des syrischen Gelehrten Tatian († 170 n. Chr.). In dieser sogenannten «Evangelienharmonie» verarbeitete der Verfasser die vier Evangelien zu einem einzigen Text. Die syrische oder griechische Urfassung scheint in Syrien längere Zeit als alleiniger Evangelientext in Gebrauch gewesen zu sein.[64]

Um 550 übersetzte Victor von Capua das *Diatessaron* ins Lateinische und glich es der Vulgata, der lateinischen Bibel von Hieronymus, an. Diese Fassung wurde dann im zweiten Viertel des 9. Jahrhunderts im Kloster Fulda ins Althochdeutsche übersetzt. Wenig später gelangte die so entstandene Handschrift ins Kloster St. Gallen. Sie gehört zu den wichtigsten Zeugen der althochdeutschen Sprache und wurde im 19. Jahrhundert zur Grundlage ihrer Grammatik.[65]

Im abgebildeten 50. Kapitel, ab der 10. Zeile von oben, wird die Heilung Besessener und Kranker durch Christus beschrieben, links lateinisch, rechts althochdeutsch.

& coepit loqui. & dedit illum
matri suae. accepit autē omnes
timor. & magnificabant dm̄
dicentes. quia propheta magnus
surrexit in nobis. & quia ds̄
uisitauit plebem suam.
& exiit hic sermo.
In uniuersam iudeam de eo.
& omnem circa regionem.
L
lxviii Vespere autem facto.
x
obtulerunt ei multos
demonia habentes. & eiciebat
sp̄s uerbo. & omnes
male habentes curauit
ut adimpleretur quod dictū
est per esaiam prophetam
dicentem. Ipse infirmitates nr̄as
accepit. & egrotationes portauit
uidens autē ihs̄ turbas multas
circum se. iussit ire
Lt
lxviii trans fretū. Et accedens
v
lc cv unus scriba. ait illi;
Magister. sequar te quocumq;
ieris. & dicit ei ihs̄.
uulpes foueas habent.
& uolucres caeli tabernacula
ubi requiescant. filius autē hominis n̄
hr̄ ubi caput reclinet.
lc cv Ait autem ad alterum. L c
x
lxviii sequere me. ille autē dixit.
v
lc cv dn̄e. permitte me primū ire
& sepelire patrem meum;

Inti bigonda sprehhan inti gab inan
sinero muoter. gifieng tho alle
forhta. Inti mihhilosotun got.
sus quedante. bithiu mihhil uuizago
arstuont in uns. Inti bithiu got
uuisota sines folkes
Inti uz gieng thaz uuort
in alle iudeon fon imo
Inti umbi allaz thaz lant scaf.
Abande giuuortanemo
brahtun imo manage
diuuala habente Inti aruuarf
thie geista mit uuortu inti alle
ubil habente giheilta
thaz uurdi gifullit thaz giquetan
uuas thuruh esaiam then uuizagon
sus quedantan her unsara ummaht
inphieng Inti unsa cumida truog
tho gisah ther heilant managa menigi
umbi sih gibot thaz sie fuorin
ubar then giozon. gieng tho zuo
ein buochari inti quad imo
meistar ih folgen thir so uuara so thu
ges. tho quad imo ther heilant
fohun habent loh
Inti himiles fugala habent selida
thar sie restent. mannes sun ni habet
uuara her sin houbit in helde
tho quad her zi andaremo man
folge mir. ther quad imo tho
herro laz mih er faran
Inti bigraban minan fater

Der barmherzige Samariter

Grundlegend für die heutige christliche Idee der Krankensorge ist die Beispielerzählung des barmherzigen Samariters aus dem Lukasevangelium (Lk 10,30–37). Ein Mann wird auf dem Weg von Jericho nach Jerusalem von Räubern überfallen und verletzt an der Strasse zurückgelassen. Weder ein Priester noch ein Tempeldiener helfen ihm, beide lassen ihn liegen. Erst ein Mitglied der für minderwertig angesehenen Gemeinschaft der Samariter erbarmt sich, wäscht dem Verletzten die Wunden, bringt ihn sicher unter und übernimmt die Kosten dafür.

Diese berühmte Bibelstelle beantwortet die Frage eines Schriftgelehrten, wer denn der Mitmensch sei, den man im Rahmen der Nächstenliebe lieben solle. Jesus macht wie auch an anderer Stelle deutlich, dass im christlichen Weltbild alle Menschen, egal welcher Herkunft, eine menschliche Würde besitzen und Anspruch auf Liebe und Hilfe in der Not haben.

In Antike und Mittelalter wurde die Geschichte von den Kirchenvätern allegorisch interpretiert. Demnach ist der Samariter Christus, der Überfallene Adam, Jericho die Welt, Jerusalem das Paradies etc.[66] Es ist aber anzunehmen, dass die Erzählung immer auch wörtlich als Aufforderung verstanden wurde, den Nächsten über Grenzen hinweg zu lieben und ihm in der Not beizustehen. Denn sie endet ja mit der konkreten Ermahnung Christi, es dem Samariter gleichzutun.

Die Geschichte des barmherzigen Samariters gehört zu den berührendsten Passagen der Bibel. Sie rückt Verletzte, Kranke und Arme in den Fokus christlichen Handelns. Die Bezeichnung des Samariters ging später auf Helfer aller Art im Gesundheitswesen über und lebt auch heute noch in den Bezeichnungen vieler medizinischer Organisationen weiter.

Die ausgestellte Handschrift, Cod. Sang. 48, gehört mit der Sigle *Codex Delta* zu den wichtigsten Textüberlieferungen der griechischen Urfassung der Evangelien. Zwischen den Zeilen ist eine lateinische Übersetzung in der Vulgata-Fassung eingefügt. Der Codex ist um 850 in einem irisch geprägten Umfeld auf dem Kontinent, vermutlich in dem von Kolumban gegründeten Kloster Bobbio in Norditalien entstanden. Man nimmt an, dass er zusammen mit zwei weiteren Bänden, die sich heute in Basel und Dresden befinden, um die Mitte des 9. Jahrhunderts nach St. Gallen gebracht wurde.[67]

Der Text des barmherzigen Samariters beginnt auf der abgebildeten Doppelseite 246/247 links auf der 13. Zeile von oben mit einem Titel in farbig betonten griechischen Grossbuchstaben und endet auf der rechten Seite wieder auf der 13. Zeile von oben vor dem nächsten, in gleicher Weise betonten Titel.

St. Gallen, Stiftsbibliothek
Cod. Sang. 48 (S. 246–247)
Pergament
395 Seiten, 22,5 × 18,5 cm
Bobbio (?), um 850
(Abb. S. 66–67)

Lukas 10, 25–37

[25] Da stand ein Schriftgelehrter auf, um Jesus eine Falle zu stellen. «Lehrer», fragte er scheinheilig, «was muss ich tun, um das ewige Leben zu bekommen?» [26] Jesus erwiderte: «Was steht denn darüber im Gesetz Gottes? Was liest du dort?» [27] Der Schriftgelehrte antwortete: «Du sollst den Herrn, deinen Gott, lieben von ganzem Herzen, mit ganzer Hingabe, mit all deiner Kraft und mit deinem ganzen Verstand. Und auch deine Mitmenschen sollst du so lieben wie dich selbst.» [28] «Richtig!», erwiderte Jesus. «Tu das, und du wirst ewig leben.» [29] Aber der Schriftgelehrte gab sich damit nicht zufrieden und fragte weiter: «Und wer ist mein Mitmensch?»

[30] Jesus antwortete ihm mit einer Geschichte: «Ein Mann wanderte von Jerusalem nach Jericho hinunter. Unterwegs wurde er von Räubern überfallen. Sie schlugen ihn zusammen, nahmen ihm alles weg und liessen ihn halb tot liegen. Dann machten sie sich davon. [31] Zufällig kam bald darauf ein Priester denselben Weg. Er sah den Mann liegen und ging schnell vorbei. [32] Genauso verhielt sich ein Tempeldiener. Er sah den verletzten Mann, blieb aber nicht stehen, sondern ging vorbei. [33] Schliesslich kam einer der verachteten Samariter des Weges. Als er den Verletzten sah, hatte er Mitleid mit ihm. [34] Er beugte sich zu ihm hinunter, behandelte seine Wunden und verband sie. Dann hob er ihn auf sein Lasttier, brachte ihn in den nächsten Gasthof und versorgte ihn dort. [35] Als er am nächsten Tag weiterreisen musste, gab er dem Wirt Geld und bat ihn: ‹Pflege den Mann gesund! Sollte das Geld nicht reichen, werde ich dir den Rest auf meiner Rückreise bezahlen!›

[36] Was meinst du?», fragte Jesus jetzt den Schriftgelehrten. «Welcher von den dreien hat Gottes Gebot erfüllt und den Überfallenen als Mitmenschen behandelt?» [37] Der Schriftgelehrte erwiderte: «Natürlich der Mann, der ihm geholfen hat.» «Dann geh und folge seinem Beispiel!», forderte Jesus ihn auf.[68]

ΚΑΤΑ

que auditis et non audierunt de interrogante
Α · ΑΚΟΥΕΤΕ · ΚΑΙ · ΟΥΚ ΗΚΟΥΣΑΝ ΠΕΡΙ ΤΟΥ ΕΠΕΡΩΤΗΣΑΝ

l. cxxi. legisperito et ecce quidam legisperitus surrexit
ΤΟΣ · ΝΟΜΙΚΟΥ · ΚΑΙ ΙΔΟΥ · ΝΟΜΙΚΟΣ ΤΙΣ · ΑΝΕΣΤΗ ·

temptans illum et dicens magister quid faci
ΕΚΠΕΙΡΑΖΩΝ · ΑΥΤΟΝ · ΚΑΙ · ΛΕΓΩΝ ·· ΔΙΔΑΣΚΑΛΕ · ΤΙ · ΠΟΙ

endo vitam aeternam possidebo et hereditabo at ille dixit ad
ΗΣΑΣ · ΖΩΗΝ · ΑΙΩΝΙΟΝ · ΚΛΗΡΟΝΟΜΗΣΩ · Ο ΔΕ ΕΙΠΕΝ · ΠΡΟΣ

eum in lege quid scriptum est quomodo legis et cognoscis
ΑΥΤΟΝ · ΕΝ · ΤΩ · ΝΟΜΩ · ΤΙ ΓΕΓΡΑΠΤΑΙ ΠΩΣ · ΑΝΑΓΙΝΩΣ

ille respondens dixit diliges dominum
ΚΕΙΣ · Ο ΔΕ ΑΠΟΚΡΙΘΕΙΣ · ΕΙΠΕΝ · ΑΓΑΠΗΣΕΙΣ · ΚΝ · ΤΟΝ

deum tuum ex toto corde tuo et ex tota
ΘΝ · ΣΟΥ · ΕΞ ΟΛΗΣ · ΤΗΣ · ΚΑΡΔΙΑΣ · ΣΟΥ · ΚΑΙ ΕΞ ΟΛΗΣ · ΤΗΣ

anima tua et ex omni et tota fortitudine tua et
ΨΥΧΗΣ · ΣΟΥ ΚΑΙ ΕΞ ΟΛΗΣ ΤΗΣ · ΙΣΧΥΟΣ ΣΟΥ · ΚΑΙ

ex omni et tota mente tua et proximum tuum sicut
ΕΞ ΟΛΗΣ · ΤΗΣ · ΔΙΑΝΟΙΑΣ · ΣΟΥ ΚΑΙ · ΤΟΝ · ΠΛΗΣΙΟΝ · ΣΟΥ ΩΣ

te ipsum dixit autem illi recte respondisti hoc
ΣΕ ΑΥΤΟΝ · ΕΙΠΕΝ · ΔΕ · ΑΥΤΩ · ΟΡΘΩΣ · ΑΠΕΚΡΙΘΗΣ ΤΟΥΤΟ

l. cxxii. fac et vives ille [illegible] volens iustificare se ipsum
sol. ΠΟΙΕΙ · ΚΑΙ ΖΗΣΗ · Ο ΔΕ ΘΕΛΩΝ · ΔΙΚΑΙΟΥΝ · ΕΑΥΤΟΝ

dixit ad ihesum et quis est meus proximus
ΕΙΠΕΝ · ΠΡΟΣ · ΤΟΝ · ΙΝ · ΚΑΙ · ΤΙΣ · ΕΣΤΙΝ · ΜΟΥ · ΠΛΗΣΙΟΝ

de incidente in latrones
ΛΒ ΠΕΡΙ · ΤΟΥ · ΕΜΠΕΣΟΝΤΟΣ · ΕΙΣ · ΤΟΥΣ · ΛΗΣΤΑΣ ·

suscipiens autem ihesus dixit homo quidam descendebat
ΥΠΟΛΑΒΩΝ · ΔΕ · Ο · ΙΣ · ΕΙΠΕΝ · ΑΝΟΣ ΤΙΣ · ΚΑΤΕΒΑΙΝΕΝ

ab hierosolimis in hiericho et in latrones incidit qui
ΑΠΟ ΙΛΗΜ · ΕΙΣ · ΙΕΡΙΧΩ · ΚΑΙ · ΛΗΣΤΑΙΣ · ΠΕΡΙΕΠΕΣΕΝ ΟΙ

et despoliaverunt eum et plagas imponentes abierunt
ΚΑΙ · ΕΞΕΔΥΣΑΝ · ΑΥΤΟΝ · ΚΑΙ · ΠΛΗΓΑΣ ΕΠΙΘΕΝΤΕΣ · ΑΠΗΛΘΟΝ ·

relinquentes semivivum relictum accidit et evenit autem
ΑΦΕΝΤΕΣ · ΗΜΙΘΑΝΗ ΤΥΓΧΑΝΟΝΤΑ · ΚΑΤΑ ΣΥΓΚΥΡΙΑΝ · ΔΕ

sacerdos quidam descenderet in eadem via illa et videns
ΙΕΡΕΥΣ · ΤΙΣ · ΚΑΤΕΒΑΙΝ · ΕΝ ΤΗ · ΟΔΩ · ΕΚΕΙΝΗ · ΚΑΙ · ΙΔΩΝ ·

Vitrine 3 Christliche Krankensorge
Der barmherzige Samariter

illum praeteriit similiter et et levita cum esset
ΑΥΤΟΝ·ΑΝΤΙΠΑΡΗΛΘΕΝ· ΟΜΟΙΩϹ ΔΕ·ΚΑΙ·ΛΕΥΙΤΗϹ·ΓΕΝΟΜΕΝΟϹ

secus locum veniens et videns eum praeterivit sa
ΚΑΤΑ·ΤΟΝ·ΤΟΠΟΝ·ΕΛΘΩΝ·ΚΑΙ ΙΔΩΝ· ΑΥΤΟΝ·ΑΝΤΙΠΑΡΗΛΘΕΝ·ϹΑ

maritanus autem quidam iter faciens venit secus eum et videns eum
ΜΑΡΕΙΤΗϹ·ΔΕ·ΤΙϹ· ΟΔΕΥΩΝ·ΗΛΘΕΝ·ΚΑΤΑΥΤΟΝ· ΚΑΙ ΙΔΩΝ·ΑΥ

misericordia motus est et ad propians alligavit vulnera
ΤΟΝ·ΕϹΠΛΑΓΧΝΙϹΘΗ· ΚΑΙ·ΠΡΟϹΕΛΘΩΝ·ΚΑΤΕΔΗϹΕΝ·ΤΑ·ΤΡΑΥΜΑΤΑ

eius infundens oleum et vinum imponens autem eum
ΑΥΤΟΥ·ΕΠΙΧΕΩΝ·ΕΛΑΙΟΝ·ΚΑΙ ΟΙΝΟΝ·ΕΠΙΒΙΒΑϹΑϹ ΔΕ ΑΥΤΟΝ

super suum iumentum duxit eum in stabulum et mede
ΕΠΙ ΤΟ ΙΔΙΟΝ ΚΤΗΝΟϹ·ΗΓΑΓΕΝ·ΑΥΤΟΝ ΕΙϹ ΠΑΝΔΟΧΙΟΝ·ΚΑΙ ΕΠΕ

latus curam egit eius et in crastino veniens mittens proferens
ΜΕΛΗΘΗ·ΑΥΤΟΥ·ΚΑΙ ΕΠΙ·ΤΗΝ·ΑΥΡΙΟΝ·ΕΞΕΛΘΩΝ·ΕΚΒΑΛΩΝ

duos denarios dedit stabulario et dixit dat illi
ΔΥΟ·ΔΗΝΑΡΙΑ ΕΔΩΚΕΝ·ΤΩ·ΠΑΝΔΟΧΕΙ·ΚΑΙ·ΕΙΠΕΝ·ΑΥΤΩ

curam habe illius et quodcumque erogaveris ego cum
ΕΠΙΜΕΛΗΘΗΤΙ·ΑΥΤΟΥ·ΚΑΙ ΟΤΙ ΑΝ ΠΡΟϹΔΑΠΑΝΗϹΗϹ·ΕΓΩ·ΕΝ ΤΩ

rediero reddam tibi quis ergo hos
ΕΠΑΝΕΡΧΕϹΘΑΙ ΜΕ·ΑΠΟΔΩϹΩ ϹΟΙ· ΤΙϹ·ΟΥΝ ΤΟΥΤΩΝ·ΤΩΝ·

trium proximus videtur tibi fuisse incidenti in
ΤΡΙΩΝ·ΠΛΗϹΙΟΝ·ΔΟΚΕΙ·ϹΟΙ·ΓΕΓΟΝΕΝΑΙ·ΤΟΥ ΕΜΠΕϹΟΝΤΟϹ·ΕΙϹ·ΤΟΥϹ·

latrones at ille dixit qui fecit misericordiam cum illo et ait
ΛΗϹΤΑϹ· Ο ΔΕ ΕΙΠΕΝ· Ο·ΠΟΙΗϹΑϹ·ΤΟ·ΕΛΕΟϹ·ΜΕΤΑΥΤΟΥ·ΕΙΠΕΝ

et illi ihs vade et tu fac similiter de martha
ΔΕ·ΑΥΤΩ·Ο·ΙΣ·ΠΟΡΕΥΟΥ·ΚΑΙ·ϹΥ·ΠΟΙΕΙ·ΟΜΟΙΩϹ· ΠΕΡΙ ΜΑΡ

et maria factum est et dum irent ipsi
ΘΑϹ·ΚΑΙ·ΜΑΡΙΑϹ· ΕΓΕΝΕΤΟ ΔΕ·ΕΝ ΤΩ ΠΟΡΕΥΕϹΘΑΙ·ΑΥ

et ipse introivit in castellum quoddam mulier et quaedam
ΤΟΥϹ·ΚΑΙ ΑΥΤΟϹ·ΕΙϹΗΛΘΕΝ·ΕΙϹ ΚΩΜΗΝ·ΤΙΝΑ· ΓΥΝΗ·ΔΕ·ΤΙϹ

nomine martha excepit illum in domum suam
ΟΝΟΜΑΤΙ· ΜΑΡΘΑ·ΥΠΕΔΕΞΑΤΟ·ΑΥΤΟΝ·ΕΙϹ·ΤΟΝ·ΟΙΚΟΝ·ΑΥΤΗϹ

et huic et erat soror vocabulo maria quae et se
ΚΑΙ ΤΗΔΕ·ΗΝ·ΑΔΕΛΦΗ·ΚΑΛΟΥΜΕΝΗ·ΜΑΡΙΑ·Η·ΚΑΙ·ΠΑΡΑ

dens secus pedes ihu audiebat verbum
ΚΑΘΙϹΑϹΑ ΠΑΡΑ ΤΟΥϹ ΠΟΔΑϹ·ΤΟΥ ΙΥ·ΗΚΟΥΕΝ·ΤΟΝ·ΛΟΓΟΝ

illius at et martha satagebat circa frequens ministerium
ΑΥΤΟΥ·Η ΔΕ ΜΑΡΘΑ·ΠΕΡΙΕϹΠΑΤΟ·ΠΕΡΙ·ΠΟΛΛΗΝ·ΔΙΑΚΟΝΙΑΝ

Benedikt fördert die Krankenpflege

St. Gallen, Stiftsbibliothek
Cod. Sang. 914 (S. 94–95)
Pergament
285 Seiten, 24 × 17 cm
St. Gallen, um 820

Für die praktische Umsetzung und letztlich auch für die Wirksamkeit der christlichen Ethik der Krankensorge war die Benediktsregel von grosser Bedeutung. Dabei ist zu beachten, dass das benediktinische Mönchtum das monastische Leben in Westeuropa vom 8. bis 11. Jahrhundert fast vollständig prägte. Benediktinische Ideen und Konzepte waren deshalb von genereller gesellschaftlicher Bedeutung. Und die umsichtig konzipierten und teilweise aus Stein gebauten Klosteranlagen waren nicht nur kultische und kulturelle Zentren, sondern auch Musterbetriebe für die Landwirtschaft, das Handwerk, für die Krankensorge und das Spitalwesen.

In der Regel, die Benedikt von Nursia 529 zunächst für das von ihm gegründete Kloster Montecassino verfasste, widmete er der Pflege der Kranken ein eigenes Kapitel (36).[69] Er hob einleitend deren besondere Bedeutung hervor, da im Kranken den Menschen Christus selber begegne. Er gab zudem konkrete Anweisungen, etwa dass die Kranken ein eigenes Zimmer haben, häufiger baden und auch Fleisch essen durften. Ausserdem sollten die Pfleger ihre Launen geduldig ertragen.

Die Stiftsbibliothek St. Gallen besitzt drei wertvolle Überlieferungen der Benediktsregel aus dem 9. Jahrhundert. Ausgestellt ist die textgeschichtlich wichtigste Handschrift überhaupt. Ihre Entstehung lässt sich mit Hilfe von zwei Briefen, deren Wortlaut sich ebenfalls im Band findet, nachzeichnen: Im Jahr 787 hatte Karl der Grosse in Montecassino eine Abschrift der besten dort noch erhaltenen Handschrift bestellt, um eine solide textliche Basis für seine Klosterpolitik zu schaffen. Von diesem Reichsexemplar erstellten die Reichenauer Mönche Grimalt und Tatto 817 eine exakte Abschrift für ihren Lehrer, den gelehrten Reichenauer Bibliothekar Reginbert. Davon machten dann vermutlich St. Galler Mönche die vorliegende Kopie. Weil alle Vorexemplare verloren sind, verbleibt die St. Galler Handschrift als bester Zeuge.[70]

Bemerkenswert ist, dass die Handschrift als kritischer Text angelegt ist, mit Angabe anderer Lesarten in anderen Überlieferungen. Diese sind auf der abgebildeten Seite 94 am linken Rand jeweils mit Doppelpunkten eingetragen, die ihrerseits auf die exakte Stelle auf der jeweiligen Zeile verweisen. Damit ist die Handschrift auch einer der ersten kritischen Texte der Wissenschaftsgeschichte. Sie zeigt anschaulich, wie wichtig den Mönchen des Klosters St. Gallen die Qualität der Überlieferung war.

Die kranken Brüder (*Regula Benedicti*, 36)

Die Sorge für die Kranken muss vor und über allem stehen: man soll ihnen so dienen, als wären sie wirklich Christus; hat er doch gesagt: «Ich war krank, und ihr habt mich besucht», und: «Was ihr einem dieser Geringsten getan habt, das habt ihr mir getan.»

Aber auch die Kranken mögen bedenken, dass man ihnen dient, um Gott zu ehren; sie sollen ihre Brüder, die ihnen dienen, nicht durch übertriebene Ansprüche traurig machen. Doch auch solche Kranke müssen in Geduld ertragen werden; denn durch sie erlangt man grösseren Lohn. Daher sei es eine Hauptsorge des Abtes, dass sie unter keiner Vernachlässigung zu leiden haben.

Die kranken Brüder sollen einen eigenen Raum haben und einen Pfleger, der Gott fürchtet und ihnen sorgfältig und eifrig dient. Man biete den Kranken, sooft es ihnen guttut, ein Bad an; den Gesunden jedoch und vor allem den Jüngeren erlaube man es nicht so schnell. Die ganz schwachen Kranken dürfen ausserdem zur Wiederherstellung ihrer Gesundheit Fleisch essen. Doch sobald es ihnen besser geht, sollen sie alle nach allgemeinem Brauch auf Fleisch verzichten.

Der Abt sehe es als eine Hauptsorge an, dass die Kranken weder vom Cellerar noch von den Pflegern vernachlässigt werden. Auf ihn fällt zurück, was immer die Jünger verschulden.[71]

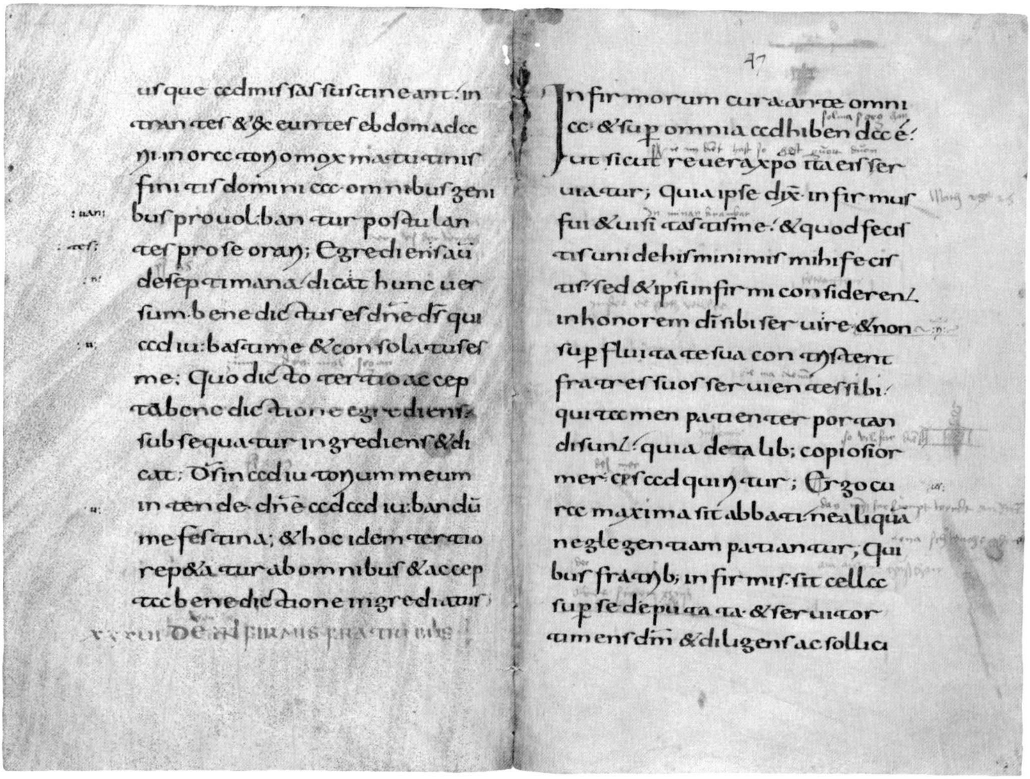

Gebet für Sterbende

St. Gallen, Stiftsbibliothek
Cod. Sang. 1395 (S. 446)
Pergament
4 Seiten, 17 × 23 cm
Irland, 8. Jahrhundert

In schweren Stunden des Leidens gab die christliche Lehre den Gläubigen Halt. In solchen Momenten wurde die praktische Krankensorge durch kirchliche Rituale ergänzt, besonders dann, wenn der Tod nahte. Dann ging sie in die Seelsorge über.

Das Christentum mit dem menschgewordenen und gekreuzigten Erlöser Christus verfügte über ein theologisches System, welches dem Leiden einen transzendierenden Sinn geben konnte. So vermochten christliche Gebete den Gläubigen Trost zu spenden, wenn es keine andere Hoffnung mehr gab.

Unser Beispiel ist ein Gebet für Kranke und Sterbende, das in einem irischen Fragment aus dem 8. Jahrhundert überliefert ist. Die feierliche Schrift deutet darauf hin, dass das Doppelblatt einst Teil einer liturgischen Handschrift war. Das Gebet hatte somit einen offiziellen kirchlichen Charakter und gehörte zu einem festen Ritus. Dass es tatsächlich im Gebrauch war, zeigen spätere Ergänzungen der weiblichen Formen in anderer Schrift. Ein «N» zeigt zudem im Text an, wo der Name der betroffenen Person einzufügen ist.[72]

Inhaltlich handelt es sich um eine Anrufung Gottes um Gnade für die kranke oder sterbende Person. Sie ist nicht mehr auf die Überwindung der Krankheit im Leben ausgerichtet, sondern bereits auf das Heil der Seele im Jenseits. Der Text auf der abgebildeten Seite lautet in deutscher Sprache wie folgt:

«Erfülle mit Freude, Herr, die Seele Deines Knechts (Deiner Magd) [Name]. Läutere, Herr, die Seele Deines Knechts (Deiner Magd) [Name], die zu dir zurückkehrt. Gedenke nicht des vergangenen Unrechts und des Rauschs, den die Leidenschaft eines bösen Verlangens hervorgerufen hat. Denn obwohl sie gesündigt hat, hat sie dennoch den Vater, den Sohn und den Heiligen Geist nicht verleugnet, sondern sie hat geglaubt und für Gott geeifert und sie hat bewundert, dass Gott alles geschaffen hat. Nimm auf, Herr, die Seele Deines Knechts (Deiner Magd) [Name], die zu dir zurückkehrt.»

Das Gebet ist selten überliefert. Bekannt sind noch eine aus Frankreich stammende Handschrift des sogenannten *Sacramentarium Gelasianum* aus dem 9. Jahrhundert und ein Pontifikale aus Salzburg aus dem 12. Jahrhundert.

laetifica dn̄e animam
servi tui · R · clarifica dn̄e
animam servi tui · R · Re
vertentem ad te ne
memineris pristinae
iniquitatis · et ebrieta
tis quam suscitavit
Fervor mali deside
rii licet enim peccavit
patrem tamen et filium
et spm̄ scm̄ non negavit
sed credidit et zelum di
habuit · et dm̄ fecit re
omnia adoravit · sus
cipe dn̄e animam servi
tui · R · revertentem ad te

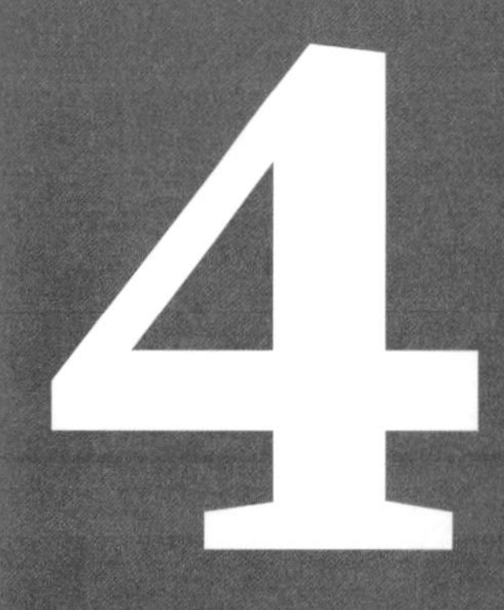

Das Spital

Cornel Dora

Das Spital als medizinische Einrichtung hat sich im Lauf des Mittelalters entwickelt. Antike Vorläufer waren seit dem 6. Jahrhundert vor Christus die Asklepios-Heiligtümer, die von Kranken für einen Heilschlaf aufgesucht wurden, sowie seit dem 1. Jahrhundert nach Christus die römischen Valetudinarien, Wiederherstellungsanstalten für Soldaten und Sklaven, wie sie in der Schweiz etwa in Vindonissa archäologisch bezeugt sind. In der Spätantike entstanden beim Eingang der christlichen Kirchen Bereiche für Arme und auch für Kranke, die nach Möglichkeit Unterstützung und Pflege erhielten.[73]

Als erstes Krankenhaus der Geschichte gilt das um 370 eingerichtete *Xenodochion* Basilius' des Grossen in der Nähe von Caesarea. Xenodochien (von griechisch *xenos* = Fremder und *dechomai* = aufnehmen) waren Unterkünfte für Reisende, die sich in der Regel bei geistlichen Stätten an Pilgerwegen befanden. Da viele Pilger auf die Reise gingen, um Heilung für ihre Gebrechen zu finden, boten die im östlichen Mittelmeerraum und in Nordafrika bald zahlreich entstehenden Xenodochien auch Hospitäler (von lat. *hospes* = Gast) mit Betten und medizinischen Dienstleistungen für Kranke an. Dazu gehörten ebenso – dem christlichen Gebot der Nächstenliebe entsprechend – Schlafstellen für die Armen.[74]

Im Zusammenhang mit der Verbreitung des Islams im Orient, die im 7. Jahrhundert einsetzte, spielten die Krankenhäuser eine wichtige Rolle. Ihre Einrichtung wurde zusammen mit den überall entstehenden Moscheen vorgeschrieben. In der so bewusst geförderten Spitalkultur lag ein wichtiger Grund für die hochstehende arabische Medizin des Mittelalters, in der die Tradition der Antike fortgeführt und weiterentwickelt wurde.[75]

Trotz der Behinderung durch die Wirren der Völkerwanderungszeit entwickelte sich die Institution Krankenhaus aber auch im Westen weiter. Neben den Hospitälern der Xenodochien entstanden ab dem späten 6. Jahrhundert Leprosorien (von griechisch *lepra* = Aussatz) für die Aussätzigen. Wegen der Ansteckungsgefahr mussten diese getrennt vom Rest der Bevölkerung leben. Sie wurden von der kirchlichen Armen- und Krankenpflege versorgt. Ein frühes und vergleichsweise gut dokumentiertes Beispiel dafür ist das Otmarspital in St. Gallen. Hier beginnt der Beitrag des Galluskloster an die Geschichte des Spitals.[76]

Im Lauf der Zeit, und vor allem nach den Massnahmen der Konzilien von Clermont (1130) und Tours (1163) (vgl. S. 24) gegen die medizinische Betätigung von Welt- und Ordensklerus ging die Aufgabe der Spitalversorgung von den Klöstern an die Öffentlichkeit über. In St. Gallen zeigt sich das im Heiliggeistspital, das im Jahr 1228 aus städtischem Antrieb gegründet wurde und die Aufgaben für die Allgemeinheit übernahm, die zuvor das Kloster getragen hatte.[77]

Ein Spital für Aussätzige

St. Gallen, Stiftsbibliothek
Cod. Sang. 562 (S. 98–99)
Pergament
140 Seiten, 30 × 24 cm
St. Gallen, 850/900

Otmar, der heilige Gründerabt des Gallusklosters, machte sich zwischen 719 und 759 die Sorge für Arme und Kranke zu eigen. Er richtete einerseits eine Armenherberge im Kloster ein. In unserem Zusammenhang wichtiger ist jedoch die Gründung eines kleinen Spitals *(hospitiolum)* für Aussätzige, also eines Leprosoriums. Dieses nach ihm benannte Otmarspital befand sich ausserhalb des Klosters, aber nicht weit entfernt, nämlich im Blauen Haus an der Gallusstrasse (heute Chocolaterie). Es ist abgesehen vom Valetudinarium in Vindonissa das älteste verlässlich bezeugte Spital auf dem Gebiet der heutigen Schweiz. Das Otmarspital oder Bruderspital bestand in veränderter Form und Funktion bis zur Reformation.[78]

Der Aussatz, auch Lepra genannt, hatte sich in der Spätantike vom Osten nach Westeuropa ausgebreitet. Im 4. Jahrhundert hatte die unheilbare Krankheit den westfränkischen Raum und Südengland erreicht. Das Virus wurde durch Tröpfchen übertragen, war aber nicht hochansteckend, sodass für eine Infektion ein langer Kontakt mit einem Kranken notwendig war, wobei auch mangelnde Hygiene eine Rolle spielen konnte. Die Entwicklung von Strategien zum Schutz vor einer Ansteckung wurde durch die lange Inkubationszeit erschwert, die Jahre oder gar Jahrzehnte dauern konnte.[79]

Obwohl nicht akut lebensbedrohlich, bedeutete der Aussatz für die Betroffenen grösstes Leid. Zunächst war er mit schlimmen und irreversiblen Symptomen körperlichen Zerfalls verbunden. Die Gliedmassen faulten bei lebendigem Leib weg. Ebenso gravierend waren jedoch die sozialen Auswirkungen. Wegen der Ansteckungsgefahr wurden die Aussätzigen schon in der Antike aus der Gemeinschaft ausgeschlossen und fristeten auch im Mittelalter ein erbärmliches Dasein. Zwar empfahl das Konzil von Orléans (549), die Leprosen mit Nahrung zu versorgen, doch wurde der Umgang mit ihnen im Lauf der Jahrhunderte verschärft, bis hin zur vollständigen Absonderung mit eigenen Kirchen und Friedhöfen. Gemäss dem langobardischen *Edictum Rothari* von 643 (älteste Fragmente: Cod. Sang. 730) wurden Erkrankte aus dem Haus gewiesen und wie Tote behandelt. In Frankreich und Westdeutschland wurde für sie im Hoch- und Spätmittelalter nach der Feststellung des Befalls das Totenamt gelesen, nach ihrem Ableben die Messe für Märtyrer. All das hatte auch dramatische Folgen für die Angehörigen. So folgten Ehegatten einander oft ins Spital.[80]

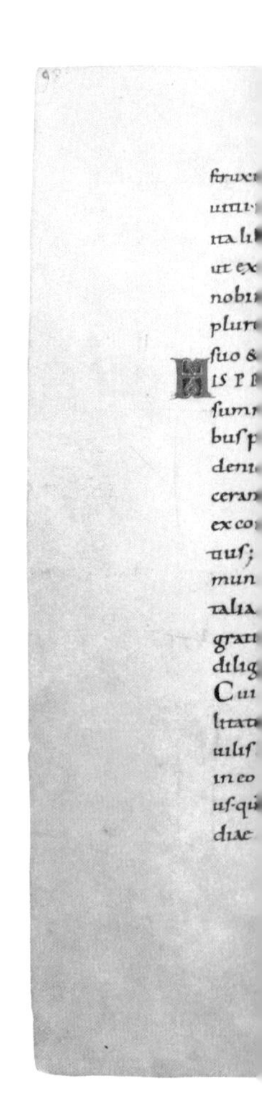

Die einzige Hilfe, die Aussätzige im Mittelalter erhielten, geschah im Geist christlicher Nächstenliebe in der Regel durch kirchliche Institutionen. Otmar ist ein frühes Beispiel dafür. Er wandte sich beispielhaft gegen die Ausgrenzung der Kranken und versuchte, ihr Leid mit menschlicher Zuwendung und der Errichtung einer Wohnstätte zu lindern. Berührend am Text ist, dass er zeigt, wie die Pflege eines Menschen sich bis heute im Grunde gleich geblieben ist. Sie umfasste Nachtdienst, das Waschen des Körpers, das Reinigen und Versorgen von Wunden und die persönliche Zuwendung von Mensch zu Mensch.

Otmars Hilfe für die Aussätzigen und für die Armen wurde bereits im Frühmittelalter mit dem aus der Bibel hergeleiteten Auftrag zur Barmherzigkeit in Zusammenhang gesetzt. Die Otmarsvita bezieht sich dabei wie Benedikt in Kapitel 36 seiner Regel (vgl. S. 68) auf die Vision vom Weltgericht im Matthäusevangelium: «Was ihr einem dieser Geringsten getan habt, das habt ihr mir getan.» (Mt 25,40)[81]

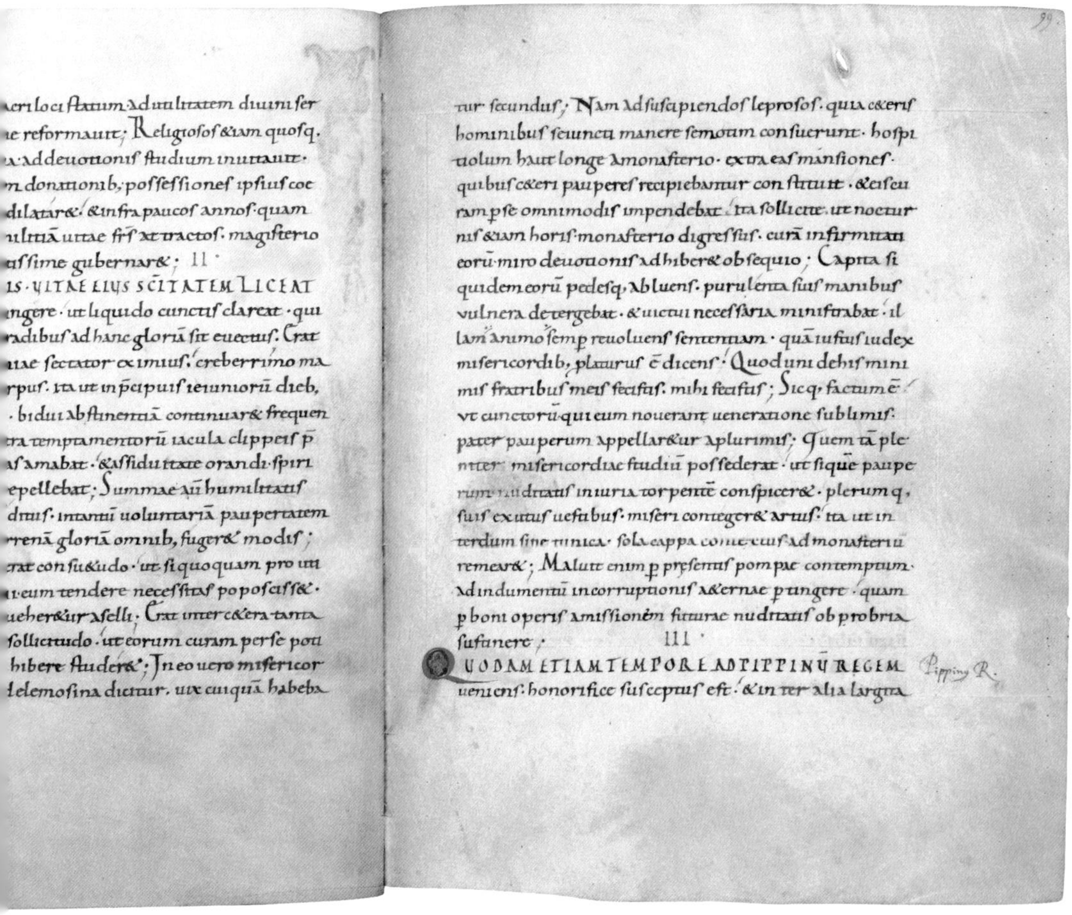
tur secundus; Nam ad suscipiendos leprosos. quia ceteris
hominibus seiuncti manere semotim consuerunt. hospi
tiolum haut longe a monasterio. extra eas mansiones.
quibus ceteri pauperes recipiebantur constituit. & eis cu
ram ipse omnimodis impendebat. ita sollicite. ut noctur
nis etiam horis monasterio digressus. curam infirmitati
eorum miro devotionis adhiberet obsequio; Capita si
quidem eorum pedesque abluens. purulenta suis manibus
vulnera detergebat. & victui necessaria ministrabat. il
lam animo semper revoluens sententiam. quam ipsius iudex
misericordibus placaturus est dicens: Quod uni de his mini
mis fratribus meis fecistis. mihi fecistis; Sicque factum est
ut cunctorum qui eum noverant veneratione sublimis.
pater pauperum appellaretur a plurimis; Quem tam ple
niter misericordiae studium possederat. ut si quem paupe
rum nuditatis iniuria torpentem conspiceret. plerumque
suis exutus vestibus. miseri contegeret artus. ita ut in
terdum sine tunica. sola cappa contectus ad monasterium
remearet; Malebat enim pro praesentis pompae contemptum
ad indumentum incorruptionis aeternae pertingere. quam
pro boni operis amissionem futurae nuditatis obprobria
sustinere; III
QUODAM ETIAM TEMPORE AD PIPPINUM REGEM
veniens. honorifice susceptus est. & inter alia largita

Otmarsvita, Kapitel 2

In jenem Werk der Barmherzigkeit, das Almosen heisst, kam ihm tatsächlich kaum ein zweiter gleich.

Er errichtete nämlich für die Aufnahme der Aussätzigen, die sich von den Mitmenschen trennen und abgesondert leben mussten, ein kleines Spital, zwar nicht weit weg vom Kloster, aber doch ausserhalb jener Wohnstätten, in welchen die anderen Bedürftigen aufgenommen wurden.

Und er widmete ihnen auf jede nur mögliche Weise seine persönliche Pflege so eifrig, dass er das Kloster selbst in nächtlichen Stunden öfters verliess, um sich ihrer Sorge mit hingebender Aufopferung anzunehmen. So wusch er ihnen die Köpfe und Füsse, säuberte eigenhändig ihre eiternden Wunden und verschaffte ihnen den notwendigen Lebensunterhalt, wobei er im Geist stets jenes Urteil erwog, das der gerechte Richter den Barmherzigen vorbehalten hat, wenn er sagt: «Was ihr einem dieser Geringsten getan habt, das habt ihr mir getan.»[82]

St. Gallen, Stiftsbibliothek
Cod. Sang. 572 (S. 112–113)
Pergament
140 Seiten, 19 × 14,5 cm
St. Gallen, 10. Jahrhundert

Das Leben Otmars

Über das Leben von Otmar sind wir vergleichsweise gut orientiert. Er war alemannischer Abstammung, wurde aber zur Erziehung dem Präses Victor in Chur übergeben und übernahm anschliessend eine Florinskirche im Einflussbereich Churs, möglicherweise diejenige von Walenstadt. 719 wurde er vom Tribun Waltram, dessen Familie für das Gallusgrab gesorgt hatte, nach St. Gallen geholt. Hier gründete er das Kloster, dem er während vierzig Jahren als erster Abt vorstand. In dieser Zeit wuchs der Konvent stark – es lassen sich mindestens 53 Professen nachweisen – und er konnte sich durch Schenkungen aus ganz Alemannien materiell absichern. Im Jahr 747 führte Otmar auf Veranlassung König Pippins die Benediktsregel anstelle einer bisher befolgten Mischregel ein. Die Konflikte der alemannisch orientierten Abtei mit den fränkischen Machthabern verschärften sich gegen Ende seines Lebens. 759 wurde Otmar von den Grafen Warin und Ruthard festgenommen und zum Tod verurteilt. Wenig später starb er auf der Insel Werd bei Stein am Rhein. In der Folge gelangte das Kloster ein halbes Jahrhundert in den Einflussbereich des Bischofs von Konstanz.[83]

Wichtigste Quelle für Otmars Leben ist die Otmarsvita, die der Reichenauer Gelehrte Walahfrid Strabo (808/9–849) zwischen 834 und 838 für St. Gallen verfasste. Sie basiert auf einer 830 oder kurz danach entstandenen, heute verlorenen *Vita sancti Otmari* des St. Galler Mönchs Gozbert des Jüngeren.[84] Einen analogen Dienst hatte Walahfrid den Mönchen an der Steinach bereits kurz zuvor (833/34) erwiesen, als er die Gallusvita Wettis in eleganteres Latein umgeschrieben hatte.[85]

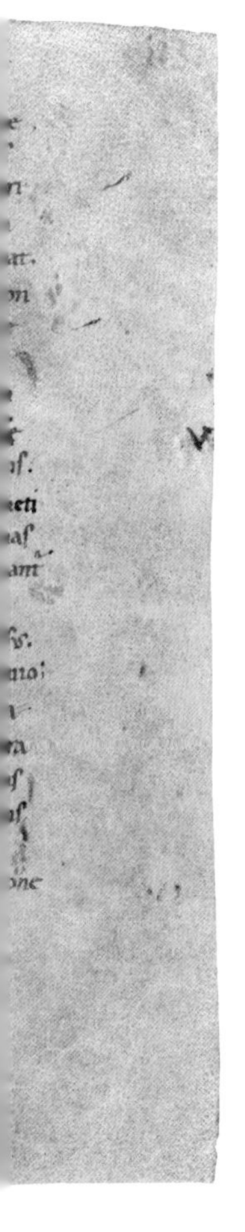

Walahfrids Otmarsvita ist verlässlich. Sie wurde in einem Umfeld verfasst, in dem das Andenken an Otmar noch präsent und die Spuren seiner Tätigkeit noch sichtbar waren, etwa in Bauten oder Gebräuchen des Klosters. Weitere Quellen, vor allem die im Stiftsarchiv bewahrten Urkunden, belegen das Gedeihen und Wachstum des Klosters in dieser Zeit und bestätigen manche Personennamen, die in der Vita vorkommen.[86]

Johannes Duft nennt 22 Handschriften der Otmarsvita aus dem 9. bis 12. Jahrhundert. Vier von ihnen befinden sich in der Stiftsbibliothek, darunter die älteste aus dem 9. Jahrhundert (Cod. Sang. 562). Sie und eine weitere schöne Abschrift aus dem 10. Jahrhundert (Cod. Sang. 572) werden mit dem in unserem Zusammenhang wichtigen 2. Kapitel im Wechsel gezeigt.[87]

Der heilige Otmar, Patron der Armen und Kranken

St.Gallen, Stiftsbibliothek
Cod. Sang. 586 (S. 323)
Papier
494 Seiten, 22 × 15,5 cm
St.Gallen, 1430–1436

Otmar starb am 16. November 759 in der Verbannung auf der Insel Werd und wurde zunächst auch dort begraben. Nach dem Tod König Pippins 768 war für die St.Galler Mönche der Zeitpunkt gekommen, ihren Gründerabt heimzuholen. Dies geschah um 769/70. Es war ein psychologisch wichtiger Akt der Rehabilitierung des Klosters und seines verdienten Gründers.[88]

Gemäss dem hagiographischen Bericht zogen elf Brüder bei Nacht nach Werd, nahmen den mit Ausnahme eines Fusses unverwesten Leichnam aus dem Grab und brachten ihn auf ein Schiff. Trotz heftigem Sturm gelangten sie ohne Schwierigkeiten über den Bodensee an Land, vermutlich in Arbon oder Steinach. Auf der Überfahrt war auch ein Weinfläschchen, aus dem sie tranken, nicht leer geworden. Daraus wurde im Lauf der Zeit das Weinfässchen, das der heilige Otmar auf Bildern als Attribut trägt.[89]

In St.Gallen wurde Otmar zunächst in der Nähe von Gallus beigesetzt, in der steinernen Kirche, die er selber errichten lassen hatte. Um 830 erfolgte die Verlegung in die Peterskirche auf dem Friedhof östlich der Kirche, auf dem heutigen Klosterhof. 864 wurde Otmar er gemäss dem Bericht des Augenzeugen Iso heiliggesprochen und in die Nähe des Gallusgrabs gebracht. Gleichzeitig wurde der Bau einer steinernen Otmarskirche im Westen des Gallusmünsters in Angriff genommen, in die er 867 feierlich überführt wurde. Otmar erhielt damit zur Zeit der Hochblüte des Klosters unter Abt Grimald und Dekan Hartmut wie Gallus einen gebührenden Ort der Erinnerung und Verehrung.[90] Ein Jahrhundert später schuf Abt Ymmo (976–984) unter der Otmarskirche die heutige Otmarskrypta, die in den 1960er Jahren restauriert und neu zugänglich gemacht wurden. Hier befindet sich heute neben dem Grab Otmars die Grablege der st.gallischen Bischöfe seit 1847.[91]

Die Otmarverehrung verbreitete sich ab dem 9. Jahrhundert über St.Gallen hinaus vor allem in der Schweiz, Deutschland und Österreich. Johannes Duft identifizierte 83 Otmarspatrozinien. Das ist ansehnlich, aber doch deutlich weniger als die über 300 nachgewiesenen Galluspatrozinien.[92]

Aufgrund seines Wirkens galt Otmar im Volk vor allem als Patron für Arme und Kranke, daneben auch für Kinder und Mütter, für Verfolgte und Verleumdete und für das Vieh. Mit der Säkularisation des Klosters St.Gallen nach 1800 ist die Otmarverehrung jedoch zurückgegangen.[93]

Die abgebildete Miniatur entstand in der Zeit von 1430 bis 1436 und gehört zu den ältesten erhaltenen Bildnissen des Heiligen. Sie zeigt Otmar als Abt mit Mitra und Stab, in seiner linken Hand hält er ein Buch, wohl die Benediktsregel. Das Weinfässchen in seiner Rechten erscheint hier zum ersten Mal in seiner Ikonographie.[94]

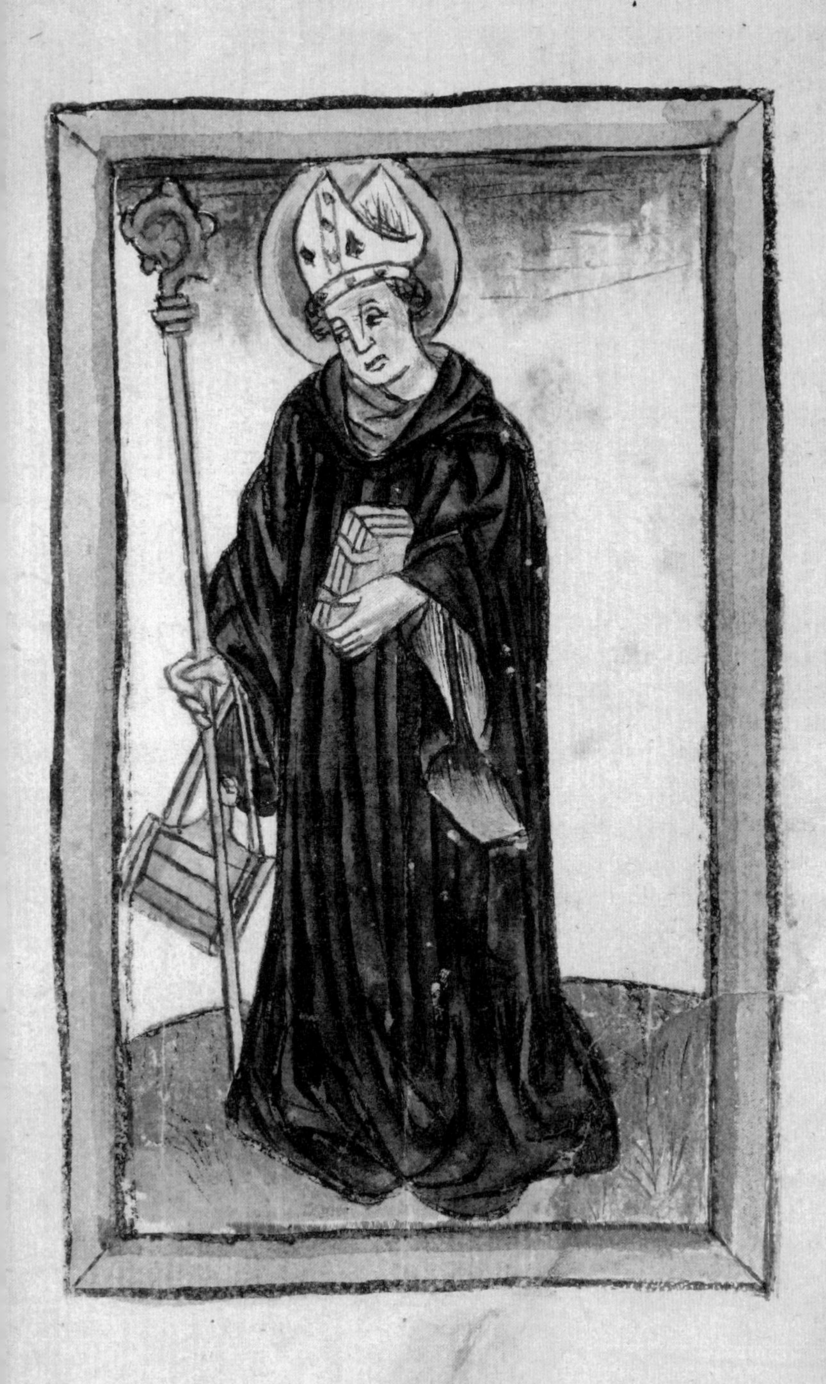

Der Spitalbezirk auf dem St. Galler Klosterplan

Zu den wichtigsten Zeugen der frühmittelalterlichen Spitalgeschichte – wie der Baugeschichte jener Zeit überhaupt – gehört der berühmte St. Galler Klosterplan (Cod. Sang. 1092). Um 820 (genauer um 819 oder 826/30) entwarf der Reichenauer Gelehrte und Bibliothekar Reginbert zusammen mit mindestens einem weiteren Schreiber ein Konzept, das aufzeigte, welche Gebäude ein grösseres benediktinisches Kloster nach dem Stand des damaligen Wissens umfassen sollte und wie diese am besten angeordnet werden könnten. Konkrete Bezüge zu St. Gallen und zahlreiche bei genauer Untersuchung des Dokuments feststellbare Korrekturen legen den Gedanken nahe, dass auch St. Galler Mönche bei der Erstellung mitwirkten.[95]

Der medizinische oder Spitalbezirk befindet sich auf der Ostseite der Planzeichnung. Er zeugt von einem durchdachten und offensichtlich auch erprobten Programm der Versorgung von Kranken und Verletzten. Primär war die Anlage für die Mitglieder des Konvents gedacht. Sie stand aber offen für weitere Kreise aus dem Umfeld des Klosters, und vermutlich auch für Pilger und vornehme Gäste, darunter auch Frauen. Diese Besucher des Klosters waren normalerweise in zwei Gebäuden in der Nähe des Eingangs zur Abteikirche untergebracht, dem Haus für vornehme Gäste und dem Pilger- und Armenhospiz.

Insgesamt kann gesagt werden, dass der Spitalbereich auf dem Klosterplan nicht nur einfach die Vorschriften der Benediktsregel erfüllt. Die Gebäude bieten darüber hinaus Möglichkeiten für Behandlungen unterschiedlicher Art. Die Anlage macht deutlich, dass die Klostermedizin auf der Reichenau und in St. Gallen professioneller und differenzierter betrieben wurde als die von der Aufklärung geprägte und religionskritische Medizingeschichte gelegentlich glauben macht.

Der Spitalbezirk auf dem St. Galler Klosterplan (Detail)
St. Gallen, Stiftsbibliothek Cod. Sang. 1092 (Vorderseite)
Pergament
112 × 77,5 cm
Reichenau / St. Gallen, 819 oder um 826/830

Die klösterliche Spitalanlage im engeren Sinn, das *Infirmarium,* bildet einen symmetrischen Komplex mit dem Noviziat, in dem sich die Kandidaten auf den Klostereintritt vorbereiteten. Die Beischrift lautet: *Fratribus infirmis pariter locus iste paretur* («Den kranken Brüdern soll in gleicher Weise [wie den Oblaten und Novizen] dieser Ort bereitet werden.»)[96]

1. Kapelle für Novizen und Kranke: In der Mitte des symmetrischen Komplexes steht eine Doppelkirche *(ECLESIA)* mit je einer Kapelle für die Novizen (nach Osten) und für die Kranken (nach Westen). Die beiden Gotteshäuser befinden sich östlich in der Verlängerung der Klosterkirche. Sie sind identisch, mit Kniebänken *(formulae)* und einem durch Stufen *(gradus)* etwas erhöhten Altarbereich *(altare)*. Der Eingang vom Infirmarium her ist ebenfalls eingezeichnet und beschriftet *(istorum ingressus)*. Kirchliche Rituale und Gebete waren fester Bestandteil in der ärztlichen Versorgung der damaligen Zeit.

   Der Vollständigkeit halber sei erwähnt, dass für die Novizen des Klosters auf der Nordseite des Noviziats ebenfalls ein Krankenzimmer vorgesehen war.

2. *Infirmarium:* Von der Doppelkirche her gesehen breitet sich der medizinische Bezirk nach rechts in nördlicher Richtung aus, zunächst mit dem als eingeschossige dreiflüglige Anlage konzipierten *Infirmarium*. Dieses bildet im Geist der Benediktsregel einen eigenen Bereich. Im Westflügel befinden sich ein Krankenzimmer *(camera)* und ein Esszimmer *(refectorium)*, im Nordflügel das Zimmer des geistlichen Spitalvorstehers, dessen Amt sich von der Ordensregel herleiten lässt *(domus magistri)*, und ein Raum für die Schwerkranken *(locus valde infirmorum)* – beide mit einem Ofen ausgestattet. Im Ostflügel schliesslich zeigt die Zeichnung ein Schlafzimmer *(dormitorium)* und einen geheizten Aufenthaltsraum *(pisalis)* mit einem Kamin *(caminus)*, mit dessen Hilfe wohl eine Unterbodenheizung betrieben wurde.[97] Erschlossen sind die Räume über den in der Mitte liegenden Hof und einen Kreuzgang mit Arkaden, analog zum Kreuzgang und Kreuzhof beim grossen Konventsgebäude. An der Nordwestecke ist eine Latrine mit sechs Plätzen angebaut.

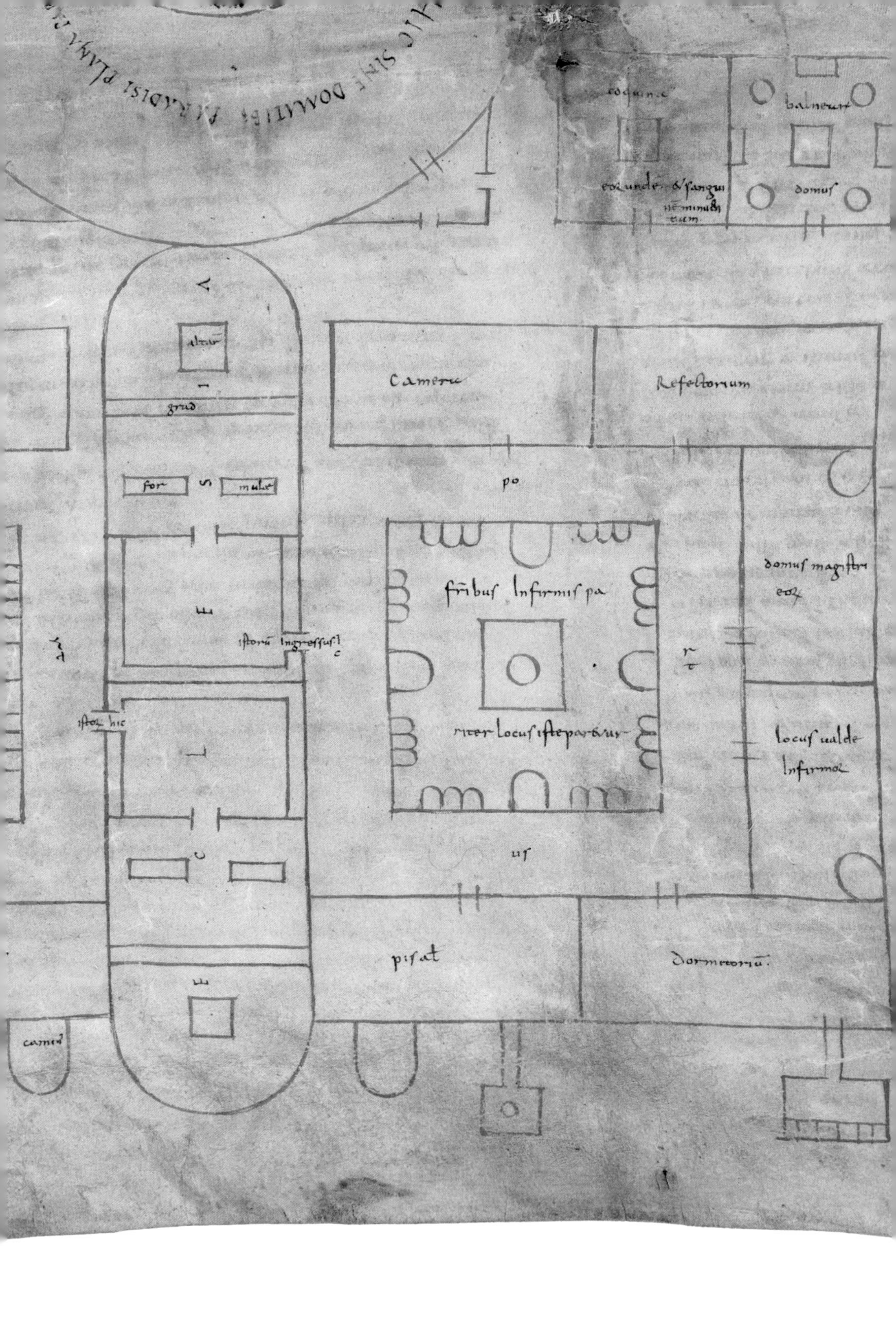
coquine
balneum
domus
camere
Refectorium
po
domus magistri eor
fr̄ibus infirmis pa
riter locus iste paratur
locus ualde infirmorum
pisal
dormitorium
altar
grad
for
mul
camer

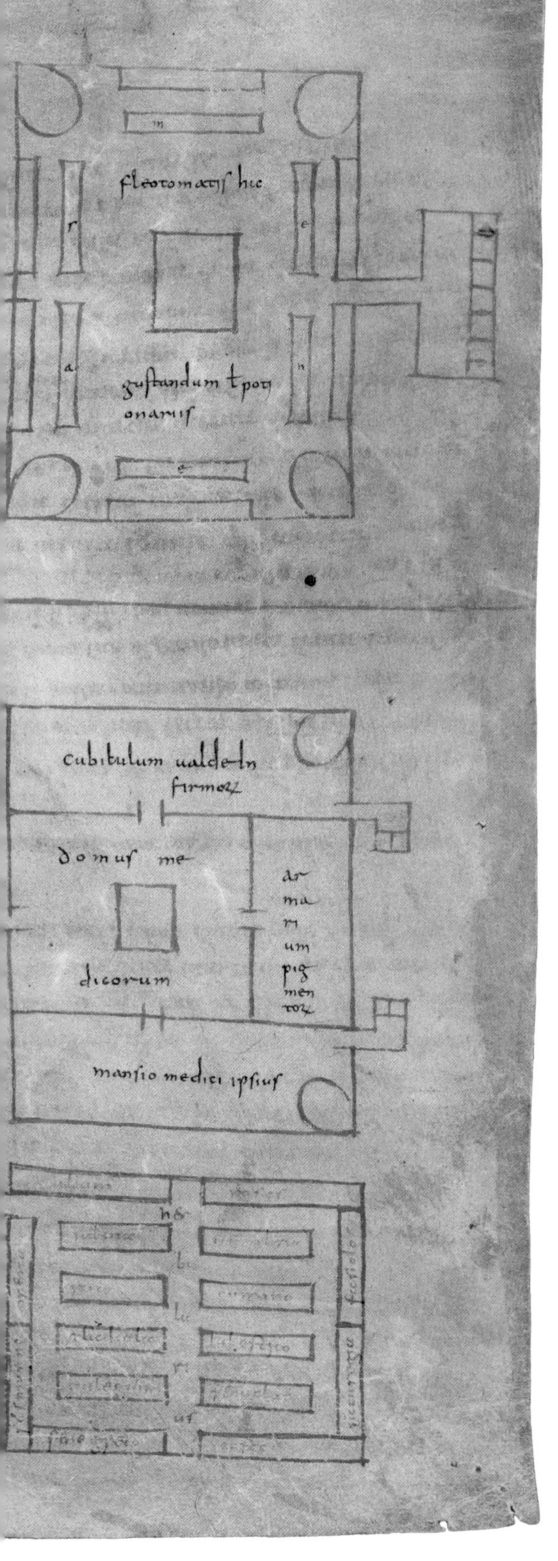

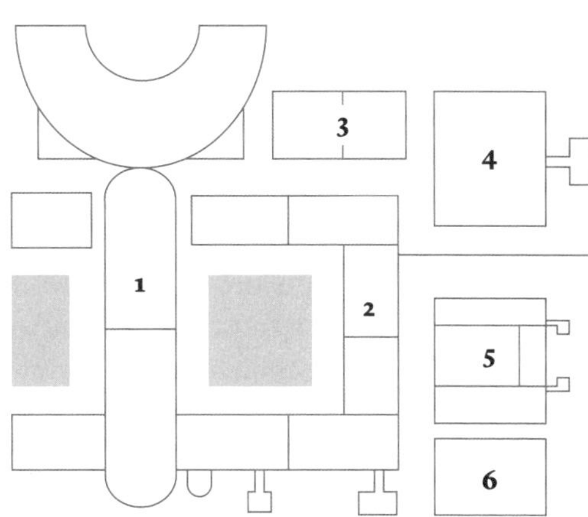

1 Kapelle für die Kranken
2 Infirmarium
3 Küche und Bad des Infirmariums
4 Aderlasshaus
5 Ärztehaus mit Wohnung, Apotheke und Raum für Schwerkranke
6 Heilkräutergarten

Ausgrabungen in Mittelzell auf der Insel Reichenau lassen vermuten, dass die dreiflüglige Anlage auf dem Klosterplan nach dem Vorbild des wohl im späten 8. Jahrhundert gebauten Infirmariums des Klosters Reichenau entworfen wurde. Dort wurden in verschiedenen Ausgrabungen Reste eines Gebäudekomplexes mit ebenfalls drei Flügeln freigelegt, die Alfons Zettler als das klösterliche Infirmarium deutet. Die Lage östlich der Klosterkirche entspricht wie auch anderes der Anordnung auf dem Klosterplan.[98]

Westlich und nördlich des Infirmariums sind drei weitere Gebäude eingezeichnet: Küche und Bad, Aderlasshaus und Ärztehaus. Sie erweitern die Infrastruktur und das Repertoire an medizinischen Behandlungen wesentlich.

3. Küche und Bad des Infirmariums: Die Krankenküche *(coquina eorundem et sanguinem minuentium)* ist kombiniert mit dem Badehaus *(balnearum domus)* – wohl weil es für beide Tätigkeiten Wasser und Wärme braucht. In der Benediktsregel heisst es, dass die Kranken «zur Wiederherstellung ihrer Gesundheit Fleisch essen» dürfen, und dass sie baden sollen, «sooft es ihnen guttut» (vgl. S. 68–69).

4. Aderlasshaus: Das grosszügig angelegte Aderlasshaus befindet sich nördlich von Bad und Küche. Es verfügt über einen Essbereich und ist mit Tischen möbliert. Der Aderlass war im ganzen Mittelalter ein häufig praktiziertes Heilverfahren. Gemäss der Viersäftelehre konnten dadurch das überschüssige Blut abgezogen und die Säfte im Körper erneuert werden. Dabei wurden Alter, Geschlecht und Lebensweise der Patienten, Klima, Jahreszeit, astrologische Konstellation und Windrichtung berücksichtigt. Sogenannte Venenmännchen (vgl. S. 18–19) zeigten, an welchen Blutgefässen das Blut abgelassen werden konnte. Da sich diejenigen, die sich der Prozedur unterzogen, mindestens teilweise entkleiden mussten, ist das Aderlasshaus auf dem Plan mit vier in den Ecken platzierten Öfen gut geheizt. An der Nordseite ist eine Latrine mit sieben Plätzen angefügt – es wurde also mit einer eifrigen Nutzung gerechnet. Im Aderlasshaus wurden gemäss Beischrift auch die Leute versorgt, die einen Arzneitrunk bekommen hatten *(fleotomatis hic gustandum vel potionariis)*.[99]

5. Ärztehaus mit Wohnung, Apotheke und Raum für Schwerkranke: Das Ärztehaus *(domus medicorum)* kann gleichzeitig die Funktion einer Art Intensivstation übernehmen. Das Gebäude enthält neben der Arztwohnung *(mansio medici ipsius)* ein Zimmer für die Schwerkranken *(cubiculum ualde infirmorum)*, was eine enge ärztliche Begleitung Leidender ermöglicht, ein interessantes Zeugnis für die medizinische Intensivbetreuung. Unter dem *medicus*, der vom klösterlichen Vorsteher des Infirmariums zu unterscheiden ist, ist eine ärztlich qualifizierte Fachperson zu verstehen. Die Arztwohnung und das Krankenzimmer sind mit je einer Latrine mit zwei Plätzen ausgestattet. Im Ärztehaus befindet sich auch ein grosszügig bemessener Arzneischrank *(armarium pigmentorum)*. Darin sind die Medikamente untergebracht, die wohl zur Hauptsache mit Pflanzenextrakten aus den klostereigenen Gärten produziert werden.

6. Heilkräutergarten: In der nordöstlichen Ecke wird der Spitalbezirk – und damit der ganze Klosterplan mit dem Kräutergarten *(herbularius)* abgeschlossen. Er gehört zu den meistbeachteten Anlagen auf dem St. Galler Klosterplan. In insgesamt 16 Beeten sind ebensoviele Heilpflanzen vorgesehen. Die folgende Tabelle gibt eine Übersicht über die Pflanzen, deren wissenschaftliche und deutsche Bezeichnung sowie deren Vorkommen in den beiden anderen diesbezüglich wichtigen Werken jener Zeit, der vermutlich 812 von Kaiser Karl dem Grossen erlassenen Verordnung *Capitulare de villis vel curtis imperii*, in der alle 16 Pflanzen genannt sind, und dem *Hortulus* Walahfrid Strabos, der zehn von ihnen erwähnt.[100]

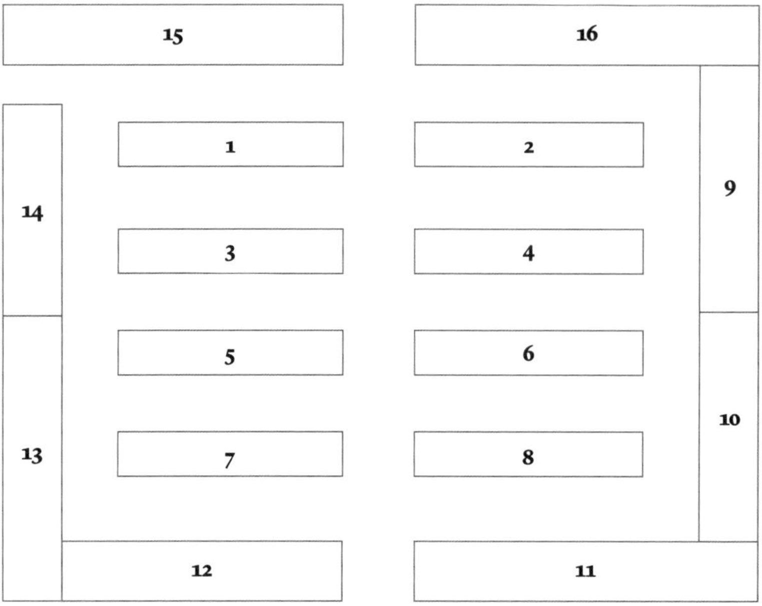

15

16

14

1

2

9

3

4

13

5

6

10

7

8

12

11

Nr	Name	Art lateinisch	Art deutsch	Capitulare de villis (Nr.)	Walahfrid, Hortulus
1	*saluia*	*salvia officinalis*	*Salbei*	*5*	*salvia*
2	*sisimbria*	*mentha aquatica*	*Krauseminze*	*41*	
3	*ruta*	*ruta graveolens*	*Raute*	*6*	*ruta*
4	*cumino*	*cuminum cyminum*	*Kreuzkümmel*	*12*	
5	*gladiola*	*iris germanica*	*Schwertlilie*	*17*	*gladiola*
6	*lubestico*	*levisticum officinale*	*Liebstöckel*	*33*	*lybisticum*
7	*pulegium*	*mentha pulegium*	*Poleiminze, Flöhkraut*	*29*	*pulegium*
8	*fenuclm*	*anethum foeniculum*	*Fenchel*	*36*	*feniculum*
9	*fasiolo*	*dolichos melanophthalmus*	*Kuhbohne oder Helmbohne*	*11*	
10	*sataregia*	*satureia hortensis*	*Pfeffer- oder Bohnenkraut*	*40*	
11	*costo*	*tanacetum balsamita*	*Frauenminze*	*4*	*costus*
12	*fenegreca*	*trigonella foenum graecum*	*Bockshornklee*	*3*	
13	*rosmarino*	*rosmarinus officinalis*	*Rosmarin*	*13*	
14	*menta*	*mentha piperita*	*Pfefferminze*	*42*	*menta*
15	*lilium*	*lilium candidum*	*Weisslilie*	*1*	*lilium*
16	*rosas*	*rosa gallica*	*Zucker- oder Essigrose, Gartenrose*	*2*	*rosa*

Vom spätantiken Dichter Luxorius (um 496–um 534) ist ein Gartengedicht überliefert, das den *Herbularius* auf dem Klosterplan inhaltlich und stimmungsmässig widerspiegelt und zeigt, dass die Antike in den Klöstern nicht einfach vergessen ging:[101]

De horto domni Oageis, ubi omnes herbae medicinales plantatae sunt

Constructas inter moles parietibus altis
hortus amoenus inest aptior et domino
hic vario frondes vitales semine crescunt,
in quibus est genio praemedicante salus.
nil Phoebi Asclepique tenet doctrina parandum:
omnibus hinc morbis cura sequenda placet.
iam puto, quod caeli locus est, ubi numina regnant,
Cum datur his herbis vincere mortis onus.

Vom Garten des Herrn Oageus, in dem alle Arzneipflanzen angebaut sind

Von hoch gebauten Mauern umschlossen liegt
Ein lieblicher Garten – nützlich seinem Herrn:
Hier wachsen Kräuter verschiedener Art, die das Leben erhalten,
In ihnen liegt der Ursprung gesunden Wohlergehens.
Die Künste von Phoebus und Asklepios gründen auf ihnen,
Sie weisen den Weg zur Heilung jeglicher Krankheit.
Hier ist mir ein Himmel, wo göttlicher Wille waltet,
Denn diese Kräuter, fürwahr, sie besiegen den Tod.

5

Notker der Arzt

Franziska Schnoor

Notker der Arzt († 12. November 975) ist der Arzt der Klostermedizin im Frühmittelalter, über den wir (dank den *Casus sancti Galli* Ekkeharts IV.) bei weitem am meisten wissen.[102] Der Begriff Klostermedizin Begriff wird gelegentlich abschätzig gebraucht, da es im Frühmittelalter – vor der Gründung der Medizinschule in Salerno und damit dem Beginn der universitären Medizinausbildung – kaum zu innovativen Entwicklungen in der Medizin kam. Dabei wird allerdings der wichtige Beitrag zur Pflegekultur verkannt (vgl. S. 60–71). Ausserdem tradierten die Klöster das ältere (antike und spätantike) Wissen über Medizin und spielten überhaupt eine zentrale Rolle in der medizinischen Versorgung.

Selbst komplizierte chirurgische Eingriffe wurden zur Zeit Notkers durchgeführt. So berichtet Ekkehart IV. im 85. Kapitel seiner *Casus sancti Galli* über die Kaiserschnittgeburt des späteren St. Galler Abtes Purchart († 975), dessen Mutter vierzehn Tage vor dem errechneten Geburtstermin starb. Das Kind wurde herausgeschnitten und in Schweineschmer gebettet. So konnte es überleben.

Notkers Geburtsjahr ist nicht bekannt, wohl aber sein Todestag, der 12. November 975. Er geht aus dem Kapiteloffiziumsbuch (Cod. Sang. 915) hervor. Zudem gibt es im Stiftsarchiv zwei urkundliche Zeugnisse von 956/957 und 965, in denen er als *cellerarius* und *hospitarius* erscheint.

Praktisch alle übrigen Informationen über Notker kommen aus Ekkeharts *Casus sancti Galli* (Cod. Sang. 615). In Kapitel 123, das gänzlich Notker gewidmet ist, charakterisiert Ekkehart diesen als Gelehrten, Maler und Arzt. Er schreibt ihm die Ausmalung der Holzdecke der Kirche nach dem katastrophalen Klosterbrand des Jahres 937 sowie Buchmalereien zu. Noch grösser seien jedoch Notkers Leistungen auf den anderen Gebieten gewesen: «[...] was sind diese Werte gegenüber den tausend anderen, die er im Dichten und Heilen aufleuchten liess?» Über Notkers ärztliche Kunst äussert Ekkehart sich begeistert, «war er doch sowohl in den medizinischen Lehrsätzen als auch in den Arzneien und Gegengiften sowie in den Hippokratischen Diagnosen ganz ungewöhnlich beschlagen.»[103] Aus mehreren anderen Kapiteln geht hervor, dass Notker auch als Arzt am Hof Ottos des Grossen (912–973) wirkte.

Zur Unterscheidung von anderen gleichnamigen Mönchen des Klosters trug Notker den Beinamen *Piperis granum* – «Pfefferkorn», gemäss Ekkehart wegen seiner strengen Disziplin.[104] Aber möglicherweise erinnert der Beiname auch an die Medizin, die Notker verabreichte und die wohl auch einmal Pfeffer enthalten haben mag.

Notker der Arzt im ältesten Kapiteloffiziumsbuch des Klosters St. Gallen

St. Gallen, Stiftsbibliothek
Cod. Sang. 915 (S. 216)
Pergament
353 Seiten, 24 × 18 cm
St. Gallen,
Mitte 9. bis 11. Jahrhundert

Das Kapiteloffiziumsbuch Cod. Sang. 915 enthält die Texte, die in der Versammlung der Mönche am frühen Morgen nach der Prim gelesen wurden: die Benediktsregel und andere Mönchsregeln, ein Martyrologium mit knappesten Heiligenviten, ein Obituarium und Annalen.[105]

Notker der Arzt wird an zwei Stellen im Kapiteloffiziumsbuch erwähnt, nämlich in den Annalen und im Obituarium des Klosters. Letzteres enthält für jeden Tag des Jahres die Namen der an diesem Tag verstorbenen Mönche des Klosters, der mit dem Kloster in Gebetsverbrüderung verbundenen Personen und anderer wichtiger Persönlichkeiten. Aus dieser Liste wurden die Namen der Toten verlesen, derer am jeweiligen Tag gedacht werden sollte. Das Obituarium war *work in progress.* Es wurde im 10. Jahrhundert angelegt und bis ins 11. Jahrhundert stetig durch neue Namen erweitert. Jeder Eintrag beginnt mit dem Wort *obitus* («Tod»), gefolgt vom Namen des Verstorbenen. Meist wird der oder die Tote mit einem weiteren Wort beschrieben, etwa als Mönch, Diakon, Priester, Dekan, Abt, Laie, Herzog oder Ähnliches.

Der Eintrag zu Notker am Tag vor den Iden des November (12. November; S. 346) ist – verglichen mit den übrigen Notizen – recht wortreich: *Obitus Notkeri benignissimi doctoris et medici* («Tod des allergütigsten Gelehrten und Arztes Notker»). Er zeugt von der besonderen Verehrung, die dem heilkundigen Mönch entgegengebracht wurde.

In den *Annales Sangallenses maiores,* die vom Jahr 709 bis 1080 reichen, sind in knappster Form zentrale Ereignisse der Jahre eingetragen. Sowohl Ereignisse, die das Kloster direkt betrafen, als auch Geschehnisse des politischen Lebens fanden Aufnahme. So sind etwa Jahre mit besonders schlechter Ernte oder Überschwemmungen erwähnt, aber auch der Tod des Hausmeiers Pippin oder der Sieg Karls des Grossen über die Sachsen. Über das Jahr 975, das Todesjahr Notkers, heisst es auf der abgebildeten Seite: *Stella cometis tempore autumni visa est; mox secuta est mors abbatis Notkeri et eius quondam antecessoris Purchardi et Notkeri medici* («Im Herbst konnte man einen Kometen sehen; bald darauf folgten der Tod des Abtes Notker und seines Vorgängers Purchard und Notkers des Arztes»). Das unscheinbare Verb *secuta est* («es folgte») deutet an, dass für den Mönch, der die Ereignisse des Jahres 975 notierte, der Komet ein schlechtes Omen war: Gleich drei bedeutende Persönlichkeiten starben kurz nach der seltenen Himmelserscheinung.

A. lxx.v. Non. k. Stella cometis tēpore autūni uisa est.
mox secuta ē mors abbatis notkeri. & eius quon
dā antecessoris purchardi. & notkeri medici.

A. lxx.vi. Ymmo abbas ordinatus est. Orta ē
hoc anno grauis de regno contentio. inter ottonē imperatorē & nepo
tē eī heinricū ducē baioarię filiū heinrici.

A. lxx.vii.

A. lxx.viii. Lotharius rex francorū contentiose agens aduersus
ottonē imperatorē de finibꝰ regni. aquisgrani etiam quā [illegible] sedem
regni patrū suorū inuasit. terrā quoq; inter mosellā & renū. quę erat
in ottonis imperio affectare cepit. Contra quē statī otto triginta milia equitum in fines
eū duxit. & obstitit eam deuastans famosissimā fec expeditionē

A. lxx.viiii. Kebehardus eps efficitur.

ekk se p se curante retinuit. & caminatã ante cellã
abbatũ quietis grã tandẽ in uitiis introiit. Nisi en
qd penuriã timuerat. nil per se habere uolebat.
Superuixit aũ suffecto tandẽ suo. & ymmonẽ quoq;
fore edixit. abbatẽ; Eps aũ semper intimus eius. de
fungi eũ parantẽ. oleo scõ adueniens unxit. Defun
tũ uero multaq; lacrimis psecutũ. maxime pauperũ
ante hostiũ capellę quã ipse hęc requies mea uocaba
solemnitẽ sepeliuit. Ekk. decano qui ut diximus cor
suũ erat. ante annũ quidẽ modo quo iã dixisse
meminimus. assumpto. De notkero uero doctore
pictore & medico. cũ materiam grandis uoluminis ha
beamus succincte quidem ad alia festinando dicemus. Pic
turas quidẽ post arsurã plures gallo fecerat. ut uide
re est in ianuis & laquearibus ęcclę & libris quib; dã.
Sed hęc quid sunt ad mille alia quę dictans &
medens insigniuerat. Fecit enĩ otmaro decora
illas antiphonas. Et ymnũ rector aeterni metu
ende secli. Et quedã suceptacula regũ. Et ymni
de una uirgine non martire. Id ẽ. ymnũ beatę
uirgini. In quo cũ de quodã uno uerbo qd metro ẽ
gruere. diutius hesitarat. Ekk decano ut id de
suo adderet inclinat. Ille aũ ẽtinuo. Ouis inquit

St. Gallen, Stiftsbibliothek
Cod. Sang. 615, S. 51–307
(S. 262)
Pergament
360 Seiten, 16 × 10,5 cm
St. Gallen, 12. Jahrhundert

Notker der Arzt in Ekkeharts *Casus sancti Galli*

Die kleinformatige Handschrift aus dem 12. Jahrhundert enthält die älteste Überlieferung der *Casus sancti Galli,* der Klosterchronik des St. Galler Mönchs Ekkehart IV. (nach 980–um 1060).

Ekkehart schreibt an verschiedenen Stellen der *Casus* über Notker den Arzt. Das 123. Kapitel ist ihm vollständig gewidmet:[106] «In der Heilkunde aber vollbrachte Notker wunderbare und staunenswerte Leistungen [...]. Das zeigte sich beispielsweise bei der Harnschau des Herzogs Heinrich [Heinrich I. von Bayern, Herzog 948–955], welcher ihn listig zu düpieren versuchte. Denn als er ihm den Urin einer Kammerjungfer statt des seinigen zum Untersuchen schicken liess, sagte Notker: ‹Ein Wunder und Zeichen will Gott offenbar tun, hat man doch nie gehört, dass ein Mann mit dem Schosse gebar. Denn der Herzog hier wird um den dreissigsten Tag von heute an einen Sohn aus seinem Schosse hervorbringen und an die Brüste legen.› Da schämte sich jener, am Ende in die Enge getrieben, und schickte dem Gottesmann Geschenke, damit er sich nicht weigere, ihn ärztlich zu behandeln; denn hierzu hatte man ihn hergeholt. Jene Frau aber, die für eine Jungfrau gegolten hatte, brachte der St. Galler Arzt auf ihre flehentliche Bitte hin beim Herzog wieder zu Gnaden. Denn wirklich brachte sie, wie jener Prognostiker angekündigt, ein Kind zur Welt.

Aber auch unserem Bischof Kaminold [Bischof von Konstanz 975–979], zu dem man ihn holte und dessen anhaltenden Nasenfluss er raschestens stillte, sagte er aus dem Geruch des Blutes voraus, er werde am dritten Tage die Blatternkrankheit haben. Als aber zum genannten Zeitpunkt die Pusteln bei ihm auszubrechen begannen und er ihn bat, sie zurückzuhalten, sagte er: ‹Gewiss könnte ich es tun; aber ich will nicht, weil ich so viele Busstage für den Mord an dir nicht zu ertragen vermöchte: denn halte ich sie zurück, liefere ich dich dem Tode aus.› Schliesslich aber heilte er die ausgebrochenen Pusteln binnen kurzem so gut, dass der Bischof auch nicht von einer einzigen gezeichnet blieb.»

Notker war also gemäss Ekkehart ein fähiger Diagnostiker, der sowohl am Urin als auch am Blut eines Patienten dessen Zustand erkennen konnte und sich auch nicht aufs Glatteis führen liess. Er war gleichzeitig ein verantwortungsvoller Arzt, wie die zweite Episode zeigt. Zwar hätte er die Symptome der Pockenkrankheit unterdrücken können, wie es der Kranke wünschte, doch hätte er damit den Tod des Patienten riskiert.[107]

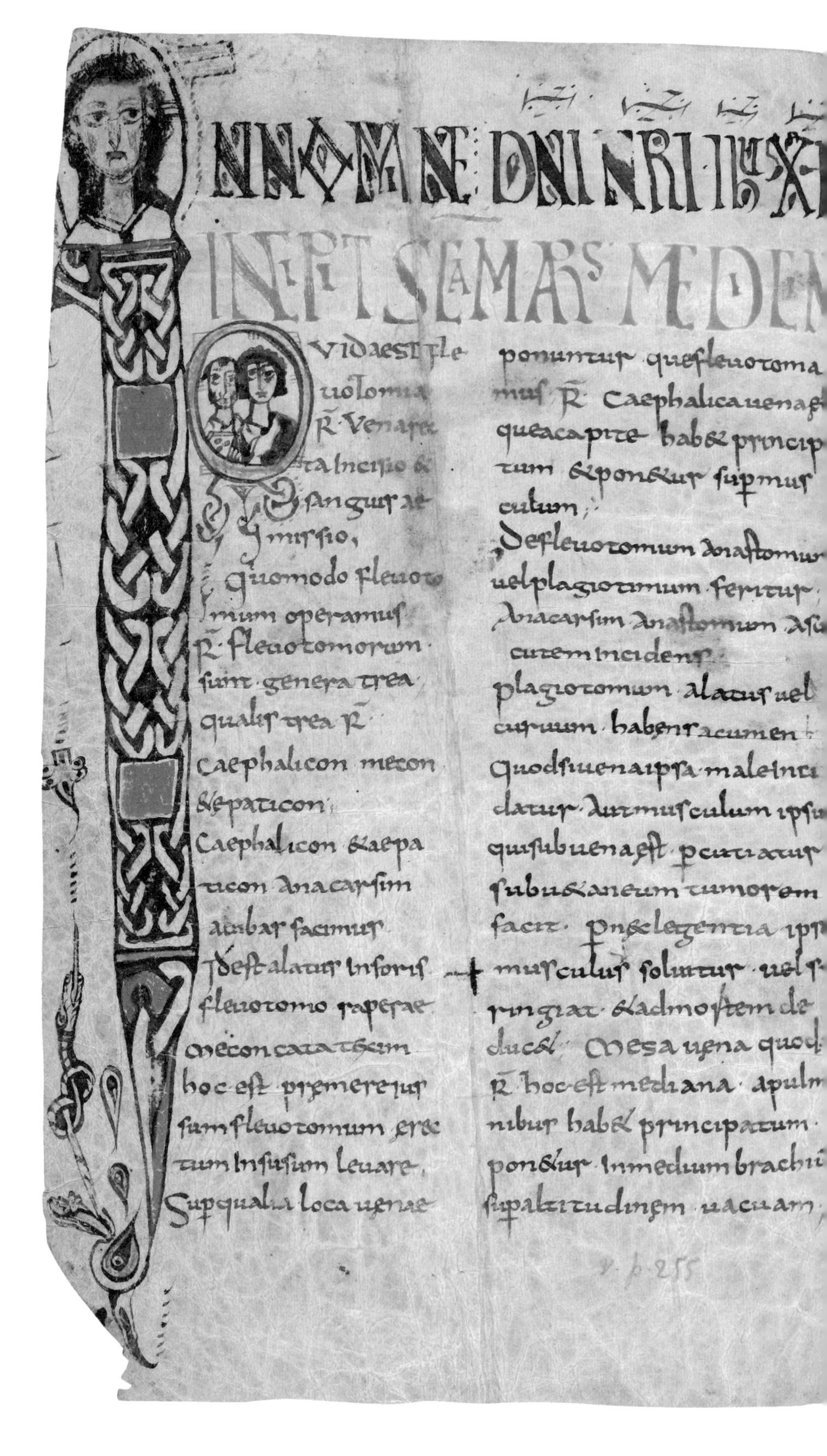

IN NOMINE DNI NRI IHU XPI

INCIPIT SCEMA ARS MEDEN

Quid a est fle-
uotomia
R̄ Vena re-
ta incisio et
sanguis ae-
missio,
Quomodo fleuoto-
mum operamus
R̄ fleuotomorum
sunt genera trea
qualis trea R̄
caephalicon meton
et epaticon
Caephalicon et aepa-
ticon anacarsim
acubar facimus
id est alatus in foris
fleuotomo raperae
meton catatecim
hoc est premere iur-
sum fleuotomum erec-
tum in sursum leuare,
Sup qualia loca uenae

ponuntur que fleuotoma-
mus R̄ Caephalica uena est
que a capite habet principatum et ponetur sup mus-
culum;
De fleuotomum anastomum
uel plagiotimum feritur,
Anacarsim anastomum a su-
cutem incidens.
plagiotomum alatus uel
curuum habent acumen
Quod si uena ipsa male inci-
datur aut musculum ipsu-
qui sub uena est percutiatur
subutaneum tumorem
facit. pro negelegentia ipsi
musculus soluitur uel s-
ringiat et ad mortem de-
ducet. Mesa uena quod
R̄ hoc est mediana a pulm-
nibus habet principatum
ponetur in medium brachii
sup altitudinem uacuam

v. p. 255

St. Gallen, Stiftsbibliothek
Cod. Sang. 217, S. 251–342
(S. 252)
Pergament
342 Seiten, 26 × 16 cm
Oberitalien (?),
kurz nach 800

Ein frühmittelalterliches medizinisches Kompendium und Kräuterbuch

In Cod. Sang. 217 sind die *Regula pastoralis* Gregors des Grossen (S. 1–249) und mehrere medizinische Texte (S. 252–342) zusammengebunden. Der medizinische Teil beginnt mit einem Kompendium, das aus einem Aderlasstraktat, einzelnen gynäkologischen Rezepten, einem Rezeptar *(Liber fisicus medicinalis)* und einer Pflanzennamenliste besteht.[108] Dieses Kompendium wurde, der Schrift nach zu urteilen, zu Beginn des 9. Jahrhunderts wahrscheinlich in Oberitalien geschrieben. Es weist eine doppelte Faltung auf, in Längs- und in Querrichtung. Daran kann man erkennen, dass es einem Wanderarzt als Handbuch im Taschenbuchformat diente. Es ist nicht ausgeschlossen, dass Notker der Arzt es bei sich trug, wenn er sich ausserhalb des Klosters St. Gallen aufhielt, diente er doch als Arzt sogar am Hof Kaiser Ottos des Grossen.

Abgebildet ist der Beginn des Aderlasstraktats. Die grosse I-Initiale wird oben durch einen Christuskopf mit kreuzförmigem Nimbus abgeschlossen. In der Q-Initiale, mit welcher der Text beginnt (*Quid est fleuotomia* – «Was ist der Aderlass?») sind zwei weitere Köpfe zu sehen. Da der Traktat in Dialogform abgefasst ist, dürfte es sich bei den beiden Personen um Lehrer und Schüler handeln.

Das Rezeptar, das auf S. 254 beginnt, besteht aus überwiegend einfachen Rezepten gegen Schmerzen, Fieber und zahlreiche andere Krankheiten. Angeordnet sind sie, wie in Rezeptsammlungen üblich, *a capite ad calcem* («von Kopf bis Fuss»). Nicht nur Pflanzen, sondern auch Tiere liefern die Bestandteile der Heilmittel. Als Beispiele seien hier zwei kurze Rezepte aufgeführt. «*Zur Verbesserung der Sehschärfe.* Adlergalle mit Kerbel, weissem Natron und einzelnen Unzen Honig gemischt und eingesalbt, gibt den klaren Blick zurück. *Gegen den Kopfschmerz.* Wenn der Kopf vor Kälte schmerzt. Zerreibe Kerbel in wohlriechendem Wein und streiche dies auf die Stirne.»

An das Kompendium schliesst sich der sogenannte *Botanicus Sangallensis* an, ein Herbar (Kräuterbuch) in 62 Kapiteln.[109] Jedes Kapitel präsentiert eine Pflanze, ihre Indikationen und Rezepte. Der Text beruht im Wesentlichen auf dem spätantiken Herbar des Pseudo-Apuleius, ergänzt dieses aber um 24 Pflanzen, vor allem solche, die in Bergregionen wachsen. Lediglich eine einzige Pflanze ist abgebildet (S. 319), allerdings kann man sie aufgrund der Zeichnung beim besten Willen nicht identifizieren.

Notker als Dichter

St. Gallen, Stiftsbibliothek
Cod. Sang. 440 (Bl. 219r)
Pergament
235 Blätter,
42,3 × 32,5–33,5 cm
St. Gallen, 1467

Gemäss Ekkehart IV. war Notker nicht nur ein herausragender Arzt, sondern auch ein Dichter. Ekkehart erwähnt mehrere Kompositionen Notkers im 123. Kapitel seiner *Casus sancti Galli* und verbindet die kleine Werkliste mit einer hübschen Anekdote: «Er [Notker] schrieb zum Beispiel für Otmar jene schönen Antiphonen. Und den Hymnus *Rector aeterni metuende secli.* Ferner einige Empfangsgedichte für Könige. Und einen Hymnus für das Commune *De una virgine non martyre,* nämlich *Ymnum beatae virgini.* Bei diesem Stück aber brachte ihn ein bestimmtes Wort, das zum Versmass stimmen sollte, längere Zeit in Verlegenheit, und als er sich an Ekkehart den Dekan mit der Bitte wandte, dies Wort aus seinem Kunstvermögen beizufügen, sagte der kurzerhand: ‹Das Schaf kommt zur Ziege, um Wolle zu erbitten›, wies ihn dann aber an, das Wort *labilem* einzusetzen. Diese Geschichte, die ein Beispiel gibt für die Demut und Liebe unter den Vätern, konnte ich nicht übergehen.»[110]

Ekkehart charakterisiert Notker hier als einen produktiven Dichter, der sich in verschiedenen Gattungen der Dichtung betätigte, Antiphonen, Hymnen und Verse für Herrscherempfänge verfasste. Dabei war Notker gemäss Ekkehart nicht zu stolz, einen Mitbruder um Hilfe zu bitten, wenn ihm einmal ein passendes Wort nicht einfiel.

Notkers Dichtungen für Königsempfänge haben sich nicht erhalten, aber die Hymnen sind in verschiedenen Handschriften der Stiftsbibliothek St. Gallen überliefert, teils mit und teils ohne musikalische Notation. Der Hymnus zu Ehren des heiligen Otmar, des ersten Abts von St. Gallen (Abt 719–759), steht als Nachtrag auf einer der letzten Seiten einer juristischen Sammelhandschrift aus der Zeit um 900 (Cod. Sang. 679, S. 223), und er ist Teil des ältesten Breviers aus dem Kloster St. Gallen (Cod. Sang. 387, S. 512–513). Dass er im Galluskloster sogar im 15. Jahrhundert noch bzw. wieder gesungen wurde, beweist der ausgestellte Codex, ein 1467 im Auftrag von Abt Ulrich Rösch geschriebener Psalter mit Antiphonen und Hymnen. Dort findet man nicht nur den Text des Hymnus, sondern auch die Melodie in Hufnagelnotation.

Notker hat den Otmarshymnus in sapphischen Strophen verfasst, bestehend aus drei elfsilbigen Versen und einem Fünfsilbler. In der sechsten Strophe (auf der Rückseite des abgebildeten Blatts) schildert er die Wunderheilungen, die sich am Grab Otmars zutragen: Taube hören, Stumme sprechen und Lahme gehen.

colentes te sine quo uiuere discipulis uis
aut mori nos respice. De S. Othmaro

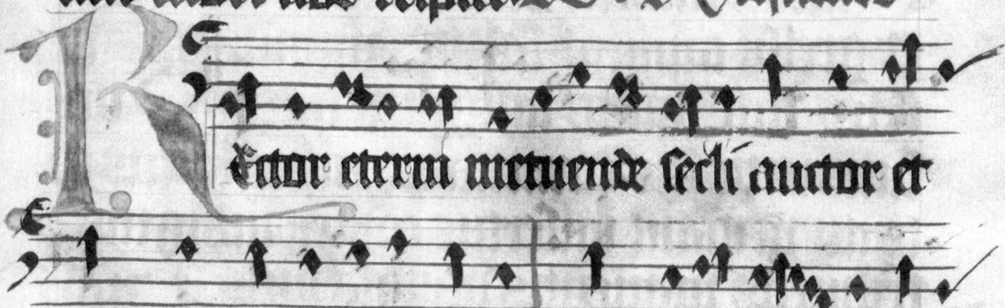

Rector eterni metuende secli auctor et

summe bonitatis ipse quas tibi laudes fe-

rimus canentes accipe clemens. Festa que
sanctis colimus tropheis nomen othmari resonant beati cuius optandis meritis
creator illa ditasti. Qui patrum normas
imitando sacras victor in duro validus
duello hostis atrocis rabiem subegit vin-
dice Christo. Principum seuas doluit rapi-
nas inde raptorum studiis grauatus marti-
ris palma meruit superna scandere regna.
Cuius ad sanctum tumulum patescat quan-
ta splendoris teneat perhennis dona cui

Heilungswunder

Philipp Lenz

Wunder waren unbestrittener Teil der Lebenswelt der Menschen im Mittelalter. Zwar setzte innerhalb der Kirche unter Einfluss neuer theologischer Konzepte und des aufkommenden römischen Heiligsprechungsverfahrens bereits im 12. Jahrhundert eine Tendenz zur kritischen Begutachtung und zur Kontrolle der Wunder ein, doch wurden sie nicht grundsätzlich in Frage gestellt. Erst die Aufklärung im 18. Jahrhundert begann, den Wunderglauben durch naturwissenschaftliche und rationale Erklärungsmuster zu verdrängen.[111]

Angesichts der Krankheiten und Seuchen einerseits und der beschränkten medizinischen Kenntnisse, Fähigkeiten und Versorgungsmöglichkeiten andererseits erstaunt es nicht, dass im Mittelalter Heilungswunder eine wichtige Rolle spielten. Die Anrufung eines Heiligen, das Berühren einer Reliquie, das Gelöbnis eines Opfers oder einer Pilgerfahrt mit dem Ziel, dank den Verdiensten des Heiligen durch Gott geheilt zu werden, stellten für viele die einzige Aussicht auf Heilung von einer schweren Krankheit oder einem Gebrechen dar.[112]

Das Wunder als Zeichen der Allmacht Gottes und die Heilungswunder Christi und der Apostel im Neuen Testament überlagerten zunehmend heidnische Vorstellungen und bildeten die religiöse Grundlage für den Wunderglauben im christlichen Mittelalter. Die Heilungen von Blinden, Gelähmten, Gichtbrüchigen, Aussätzigen und Taubstummen durch Jesus fanden Eingang in die spätantiken und mittelalterlichen Viten.[113] Der von den Kirchenvätern geprägte Begriff *Christus Medicus,* Christus als Arzt, vereinte die Erlösung der Seele mit der Heilung des Leibes.[114]

Neben tugendhaftem, heiligmässigem Leben oder Martyrium in der Nachfolge Christi galt die Wundertätigkeit vor oder nach dem Tod als wichtigste Qualität eines Heiligen.[115] Angesichts der politischen, wirtschaftlichen und religiösen Implikationen (Christianisierung, Unterweisung, Heiligsprechung, Wallfahrt, Identitätsstiftung etc.) versuchten weltliche und religiöse Gewalten, die Aufzeichnung und die Verbreitung der Wunder eines Heiligen – in Auseinandersetzung mit den lokalen religiösen Bedürfnissen – zu steuern.[116]

Dieser Aspekt zeigt sich deutlich bei den Marienwundern im Zusammenhang mit «Unserer Lieben Frau im Gatter» im St. Galler Münster. Nur Abt Ulrich Röschs (1463–1491) systematische Förderung der Marienverehrung durch eine Frühamtsstiftung 1475 und weitere Massnahmen können den sprunghaften Anstieg der Wallfahrten dorthin und die Aufzeichnung von 650 Wundern zwischen 1475 und 1484 erklären.[117]

uidiss& cū coepit flere amare & dixit · eu eu mi pater · Cur me eduxisti de do
mo patris mei huc & iam modo dereliquisti me orfanum dissolatum quia tota
ciuitas intesfut posita · prbr aū ipsius castri leuauit eum dicens Surge dne &
oremus pro ipsum · & cum dedissent in gm uerborum intrauer in eccl̄am & coe
pit eps̄ missam agere · pro eo & cum audi... erit respiciens post tergum suū uidit fo
ueam factam ubi eū uolebant sepelire · Adsumpta cruce in eccla intrauer in do
mum prbri cū psallentio uolentes eum adduci ad de fossum & inposuerunt
arcam ipsius in ferto ut deportarentur eum in eccl̄on & nusquā p̄ualebant
eum commouere · Cumq; ... conloquiū inter se habuissent quod eū ex ipso
loco omnino deuare n̄ potuissent · Ioh pontifex ait · Uere modo scio quia domi
... gallo ista sepultura non ē acceptabilis · Et iussit prbro ut introducer&
duos equos indomitos de ipsius iumente · Et factū ē ita · Et strauer eos cū magno
labore cū structuris & adferebant eos ubi corpus uiridi iacebat · pontifex aū cum
cleros & pplo orabat dnm dicens · Dne omps̄ & ihs xps̄ filius ei in cuius amore & ho
nore iste uir di dereliquid parentiam suā & secutus ē p̄ceptatua introduc cor
pusculū ei cū equis istis indomitis ubicūq; tua uoluntas fuerit ut requiescat; Ex
pleta aū oratione · Respondit omnis populus amen;

c. 39

Erat aū unus paraliticus nomine maurus qui sic erat contractus ut ipse gres
sibus suis incedere n̄ possit · Cūq; prb ille sup nominatus erogar& uestimenta uiri
di pro pauperes dedit ipso paralitico galligas uiridi cū calciamentis · Cūq; ille ppt
gaudiū induit se exsolutes iuncturas conpaginū ipsius · Exclamauit ... gra
... benedicebat dnm & uirūdi qui eū sanauerat · Aspiciens aū pontifex
& uniuersus pplus uidentes eum sanum glorificauer dnm & dixer · manifestam
uirtutē dignatus ē ds hodie ostendere pro seruo suo & deder ceruicē qui fuerat
paraliticus & corā cū c&ero pplo Haec fuit primū signū p transitū ei·

(39)

Fecit aū & aliud miraculum · Habuit uiridi capsellā unā cuti neā sub suā custo

c. 41

St. Gallen, Stiftsbibliothek
Cod. Sang. 2106 (Bl. 2v)
Pergament
4 Blätter, 21–22 × 23 / 28–28,5 × 22,5–24 cm
9. Jahrhundert

Die Heilung eines Gelähmten in der ältesten Gallusvita

Gallus kam im Gefolge des irischen Abts Columban des Jüngeren um 610 nach Alemannien. Nachdem Columbans Missionierungsversuche in Tuggen und Bregenz gescheitert waren und sich die politische Lage im Frankenreich zu seinen Ungunsten gewendet hatte, beschloss Columban den Weiterzug über die Alpen nach Italien. Gallus versagte seinem Abt jedoch die Gefolgschaft und liess sich höchstwahrscheinlich im Jahr 612 im Tal der Steinach nieder, wo er um 640 starb. Seine dort errichtete Zelle liegt am Ursprung des 719 von Otmar errichteten Klosters St. Gallen.

Die Beschreibung des Lebens und der Wunder des heiligen Gallus liegt in fünf frühmittelalterlichen Fassungen vor. Es sind dies die älteste Vita (die sogenannte *Vita vetustissima*), die beiden Bearbeitungen durch die Reichenauer Mönche Wetti († 824) bzw. Walahfrid Strabo († 849), die anonyme metrische Vita aus der Mitte des 9. Jahrhunderts und schliesslich das Prosimetrum, d. h. das teils in Prosa, teils in Versen geschriebene Werk des St. Galler Dichters und Mönchs Notker Balbulus († 912).[118]

Die Entstehungszeit des ursprünglichen Teils der *Vita vetustissima* wird meistens um 670 bis 680, d. h. eine Generation nach dem Tod des Gallus,[119] angesetzt, seltener zu Beginn des 8. Jahrhunderts im Zusammenhang mit der Klostergründung.[120] Der Grundbestand von 34 Kapiteln erfuhr im 8. Jahrhundert zwei Erweiterungen um fünf bzw. drei Wunder. Von den insgesamt 42 Kapiteln sind allerdings nur elf ganz oder teilweise auf zwei pergamentenen Doppelblättern erhalten geblieben. Diese entstammen einem Passionale, d. h. einer nach dem Kirchenjahr angeordneten Sammlung von Heiligenleben, des 9. Jahrhunderts.

Der Lebensbeschreibung folgen unter eigener Überschrift die nach dem Tod vorgefallenen Wunder des heiligen Gallus. Unter diesen ist jedoch in der *Vetustissima* nur eines erhalten, das die Heilung eines Gebrechens eines Menschen beschreibt. Laut dem abgebildeten Text auf Bl. 2v des Fragments verteilte der Priester Willimar (anlässlich des geplanten Begräbnisses in Arbon) die Kleider des verstorbenen Gallus an die Armen. Ein Gelähmter namens Maurus erhielt Schuhe und Strümpfe. Sobald er diese anzog, wurde er von seiner Lähmung geheilt. Der Geheilte sprang auf und lobte zusammen mit dem Bischof und dem Volk, die dort versammelt waren, Gott und den heiligen Gallus. Diese Heilung eines Gelähmten orientiert sich an neutestamentlichen Vorbildern (vgl. Mt 8,6–13; 9,2–8; Mk 2,3–12; Lk 5,18–26).[121]

insula; prima diei hora. quendam aduocans fratrem lugaidum nomine. & taliter eum compellat dicens. Praepara cito. ad scotiam celerem nauigationem. Nam mihi ualde est necesse. te usque ad clocherum

destinare legatum. In hac enim praeterita nocte casu aliquo. maugina sancta uirgo ab oratorio. post missam domum reuersa titubauit. Coxaque eius in duas confracta est partes. Haec saepius meum inclamitans nomen commemorat. a domino sperans se accepturam per me consolationem. Quid plura; lugaido obsecundanti. & consequenter emigranti. Sanctus pineam tradit cum benedictione capsellam. dicens. Benedictio quae in hac capsellula continetur. Quando ad mauginam peruenies uisitandum. in aque uasculum intinguatur. Et eadem que benedictionis aqua super eius infundatur coxam. Et statim inuocato dei nomine. coxale coniungetur os. & densebitur. Et sancta uirgo

St. Gallen, Stiftsbibliothek
Cod. Sang. 555 (S. 66)
Pergament
170 Seiten,
19–19,5 × 14–14,5 cm
St. Gallen,
3. Viertel 9. Jahrhundert

Die Heilung einer zertrümmerten Hüfte in Adamnans Vita des heiligen Columba

Der irische Mönch Columba der Ältere (ca. 520/522–597) verliess wahrscheinlich 563 mit weiteren Gefährten seine Heimatinsel und gründete auf der Insel Iona, der heutigen Insel Hy vor der Westküste Schottlands, ein Kloster. Als Ausgangspunkt für die Missionierung Northumbrias und als Stätte der Gelehrsamkeit und der Buchmalerei zählte das Kloster Iona zu den wichtigsten Zentren des iro-schottischen Mönchtums, bevor es die Mönche wegen der Wikingereinfälle 804 aufgaben.[122]

Rund ein Jahrhundert nach dem Tod Columbas verfasste Adamnan (ca. 626–704), der neunte Abt von Iona und Verwandter des Gründerabts, gegen Ende des 7. Jahrhunderts dessen Vita. Eine zu Beginn des 8. Jahrhunderts auf derselben Klosterinsel von einem gewissen Dorbbéne angefertigte Abschrift gelangte ins Kloster St. Gallen, wo sie im 9. Jahrhundert als Vorlage für die Kurzfassung der Vita in Cod. Sang. 555 und als Quelle für einen Eintrag über Columba im Martyrologium des Notker Balbulus (Cod. Sang. 456) diente.[123] Deshalb erstaunt es nicht, dass zwei St. Galler Bücherverzeichnisse der zweiten Hälfte des 9. Jahrhunderts je eine einbändige Lebensbeschreibung des heiligen Columba erwähnen.[124]

Das vorwiegend thematisch geordnete Werk liefert kaum biographische Informationen zum Abt. Es besteht aus drei Teilen, nämlich den prophetischen Offenbarungen, den Wundertaten und den Engelserscheinungen. Unter den Wundergeschichten gibt es einige wenige, die von der Heilung eines Gebrechens oder einer Krankheit einer einzelnen Person handeln. Das fünfte Kapitel des zweiten Buches (Cod. Sang. 555, S. 65–67) berichtet, wie die heilige Jungfrau Maugin auf ihrem Rückweg von der Messe derart schwer stürzte, dass ihr Hüftknochen in zwei Teile zerbrach. Sofort rief sie in der Hoffnung auf Heilung mehrmals den Namen des heiligen Columba an. Am nächsten Tag überreichte Columba seinem Mitbruder Lugaid eine kleine Fichtenholzschachtel mit einem gesegneten Objekt darin. Er wies ihn an, das Heiltum in einen Behälter mit Wasser zu tauchen und das so gesegnete Wasser über die Hüfte der Verletzten zu giessen. Sobald der Name Gottes angerufen worden sei, würden die Hüftknochen wieder zusammenwachsen. Danach schrieb Columba die Zahl 23 (womit er die verbleibenden Lebensjahre von Maugin angab) auf den Deckel der Schachtel und sandte Lugaid nach Clogher. Dieser tat, was ihm aufgetragen worden war, und Maugins Hüfte heilte vollständig. Die Heilige lebte danach, wie Columba prophezeit hatte, noch 23 Jahre.[125]

SAnt Leibrad knechtes sun der wart so vast betrübt von dem schmertzen der zenen Das im dz hopt umb und umb geschwollen was dz Do allen mentschen von im verzwiflet ward Do dem der vatter von dem hölzlin us köllin sin zen berürt Als kum drü tröpffli us geschaffen Do stünd er uf gesund Das sy sich all verwundroten

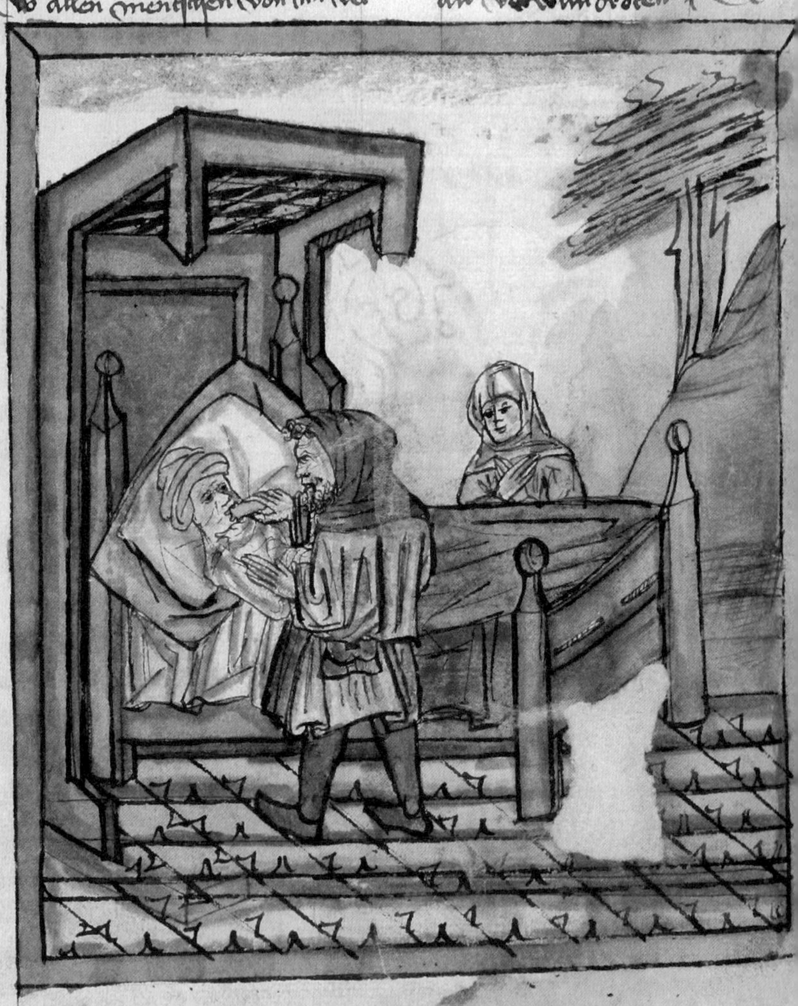

48

St. Gallen, Stiftsbibliothek
Cod. Sang. 602, S. 276–376
(S. 370)
Papier
520 Seiten, 28,5 × 20,5 cm
St. Gallen, Konrad Sailer,
1451–1460

Die Heilung von Zahnschmerzen in der Vita der heiligen Wiborada

Eine der am reichsten bebilderten Handschriften der Stiftsbibliothek ist Cod. Sang. 602. Er überliefert die Lebensbeschreibungen und die Wunder der vier St. Galler Hausheiligen Gallus, Otmar, Magnus und Wiborada sowie den Sommerteil der *Legenda aurea* in deutscher Sprache. Das deutschsprachige Legendar wurde unter der Leitung des St. Galler Bürgers Konrad Sailer von 1451 bis 1460 geschrieben und wohl von mehreren Buchmalern mit 142 kolorierten Federzeichnungen ausgeschmückt. Spätestens in der zweiten Hälfte des 16. Jahrhunderts war die Handschrift im Besitz der Benediktinerinnen in St. Georgen. Die vier St. Galler Viten sind Abschriften (in alemannischem Schreibdialekt) der ersten deutschen Übertragungen, welche der Mönch Friedrich Kölner († 1451) in den 1430er-Jahren während seines Aufenthalts in St. Gallen für die Schwesterngemeinschaft in St. Georgen angefertigt hatte (Cod. Sang. 586).[126]

Besonders reich an Bildern ist die deutschsprachige Vita der heiligen Wiborada, die letztlich auf der zweiten lateinischen Vita aus dem 11. Jahrhundert beruht. Die adlige Jungfrau lebte zunächst in einer Zelle bei der Kirche St. Georgen oberhalb des Klosters St. Gallen, dann als Reklusin bei der Kirche St. Mangen. Obschon Wiborada den St. Galler Abt vor den einfallenden Ungarn gewarnt hatte, verharrte sie selber – im Einklang mit ihrem Gelübde – in ihrer Klause und erlitt 926 den Märtyrertod. Als erste Frau wurde sie 1047 in einem römischen Verfahren heiliggesprochen.[127]

Bereits zu Lebzeiten, aber besonders nach ihrem Tod bewirkte Wiborada gemäss der Vita Wunder, darunter wundersame Heilungen kranker und verunfallter Menschen. So wurde der Sohn eines Dieners der Wiborada von derart starken Zahnschmerzen gequält, dass sein Kopf anschwoll und die Menschen ihn aufgeben wollten. Als der Vater mit einem kleinen Stück Holz des Bechers (oder der Wanne?) der verstorbenen Heiligen die Zähne des Kranken berührte, traten nur drei Blutstropfen aus und er wurde geheilt.[128] Die bildliche Darstellung unterhalb des Texts der Wundergeschichte (Kap. 2.13) auf S. 370 zeigt den kranken Jungen im Bett, dem sein Vater im Beisein einer Frau ein Stück Holz auf die Zähne legt. Weitere wundersame Heilungen geschahen ebenfalls nach dem Einsatz von Reliquien (Blut, Kamm, Gewand und Stab), aber auch nach Gebet des Kranken und Erscheinung der Märtyrerin, nach Beten und Schlafen am Grab der Märtyrerin oder nach dem Anzünden einer Kerze daselbst.[129]

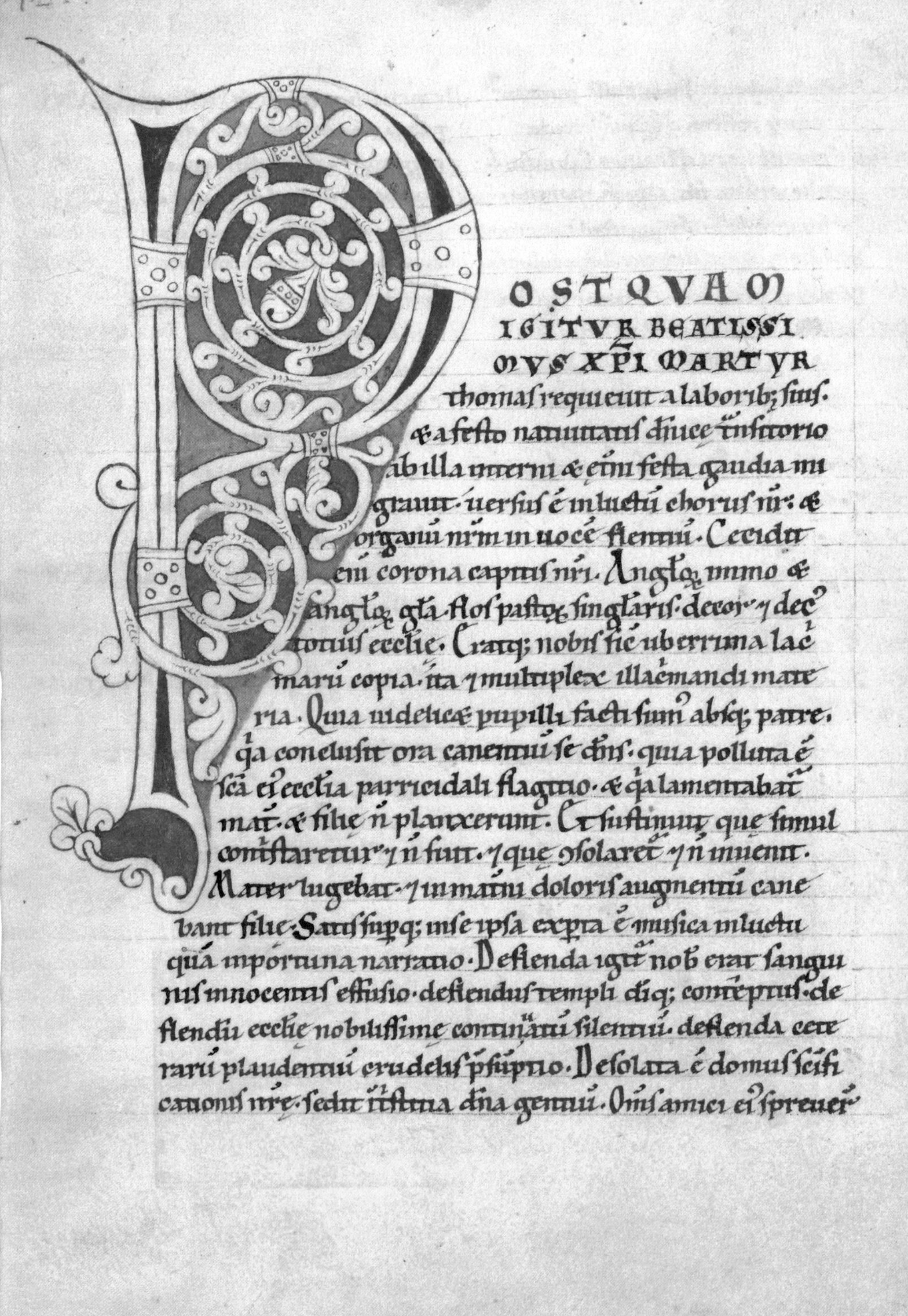

POSTQUAM IGITUR BEATISSIMUS XPI MARTYR thomas requieuit a laborib; suis. et a festo natiuitatis dñice in sitorio ab illa interni et eṫni festa gaudia migrauit. uersus ē in luctū chorus nr̄: et organū nr̄m in uocē flentiū. Cecidit enī corona capitis nr̄i. Anglorum immo et anglorum glā. flos pastorum singlaris. decor et dec' totius ecclie. Erat q; nobis sic uberrima lacrimarū copia. ita et multiplex illacrimandi materia. Quia uidelicet pupilli facti sum' absq; patre. qa conclusit ora canentiū se dñs. quia polluta ē scā ei ecclia parricidali flagitio. et qa lamentabat' mat' et filię n̄ planxerunt. Et sustinuit que simul contristaretur et n̄ fuit. et que ꝯsolaret' et n̄ inuenit. Mater lugebat. et in matris doloris augmentū canebant filię. Satis supq; in se ipsa expta ē musica in luctu quā importuna narratio. Deflenda igit' nob erat sanguinis innocentis effusio. deflendus templi dñiq; contēptus. deflendū ecclię nobilissime continuatū silentiū. deflenda ceterarū plaudentiū crudelis p̄sūptio. Desolata ē domus sctificationis nr̄e. sedit in tristitia dña gentiū. Om̄s amici ei spreuer'

St. Gallen, Stiftsbibliothek
Cod. Sang. 580 (S. 12)
Pergament
194 Seiten, 27 × 19 cm
südwestdeutscher Raum,
um 1200

Das «Wasser von Canterbury» in den Wundern des heiligen Thomas von Canterbury

Der um 1120 in London geborene Thomas Becket stieg 1155 zum Kanzler des Königs von England, Heinrich II. (1154–1189), auf. 1162 ernannte ihn der König zum Erzbischof von Canterbury. Zur Ernüchterung Heinrichs II. verteidigte der Erzbischof fortan vehement die Rechte der Kirche gegen die Ansprüche der Krone. Daraus entstand ein heftiger Konflikt, der den energischen Erzbischof 1164 ins Exil nach Frankreich trieb. Bei seiner Rückkehr nach England 1170 exkommunizierte Thomas Becket mehrere Parteigänger Heinrichs II. Vier Ritter nahmen unüberlegte Äusserungen des erbosten Königs zum Anlass, um den Erzbischof am 29. Dezember 1170 vor dem Altar in der Kathedrale zu Canterbury zu ermorden.

Die unmittelbar nach dem Märtyrertod einsetzende Verehrung von Thomas von Canterbury mündete am 21. Februar 1173 in seine Heiligsprechung durch Papst Alexander III. Zur Sühne für seine Mitschuld am Tod des Erzbischofs musste Heinrich II. 1174 auf Veranlassung des Papsts einen demütigen Bussgang in die Kathedrale von Canterbury vollbringen. Das Grab des Thomas Becket in der Kathedrale von Canterbury galt bis zu seiner Zerstörung 1538 als einer der bedeutendsten Wallfahrtsorte Europas.[130]

Bereits in den 1170er-Jahren zeichneten die beiden Mönche Benedikt von Peterborough und Wilhelm von Canterbury die Wunder des Thomas Becket auf. Zusammen schufen sie die umfangreichste mit einem einzigen Kultort verbundene Wundersammlung des Mittelalters. Diese zementierte das Bild von Thomas Becket als Streiter Gottes, Märtyrer, unschuldigem Lamm und Arzt in der Nachfolge Christi.[131] Spätestens seit dem 15. Jahrhundert besass das Kloster St. Gallen die Mirakelsammlung Benedikts von Peterborough. Die Handschrift mit der schönen Rankeninitiale zu Beginn des Werks entstand an der Wende vom 12. zum 13. Jahrhundert.[132]

Schon das fünfte Wunder der Sammlung Benedikts beschreibt die typische Verwendung des «Wassers von Canterbury». Darunter verstand man das in Wasser aufgelöste Blut des Märtyrers. Es wird im Text mehrmals ausdrücklich als Heilmittel *(remedium)* bezeichnet.[133] Laut dem Bericht Benedikts war der Londoner Priester Wilhelm kurz vor dem Tod Thomas Beckets durch Lähmung stumm geworden. Nachdem zwei Ärzte vergeblich versucht hatten, ihn zu heilen, wies ihn ein anderer Priester nach einer Erscheinung an, nach Canterbury zu pilgern. Dementsprechend begab er sich zum Grab des neuen Märtyrers, liess sich Wasser mit einem Tropfen Blut des Märtyrers zum Trank reichen und erlangte die Sprache wieder.[134]

7

Heilkunst im Spätmittelalter

Philipp Lenz

Das 12. Jahrhundert bedeutete – trotz zahlreicher Kontinuitäten in der Heilkunst (Aderlass, Säftelehre etc.) – eine Wende in der Geschichte der Medizin im Mittelalter. Die wichtigsten Gründe dafür waren zunächst die Übersetzung griechischer und arabischer Texte ins Lateinische und danach das Studium derselben an den Universitäten. Die frühesten Übersetzungszentren lagen in Süditalien und Spanien, besonders in Salerno (seit Ende des 11. Jahrhunderts) und Toledo (seit den 1140er-Jahren). Der Westen erlangte dadurch Kenntnis von bislang unbekannten antiken medizinischen Texten, von der orientalischen Medizin und von deren Einbettung in die Naturphilosophie des Aristoteles, dessen Werke ebenfalls erst damals vollständig im Westen bekannt wurden. Unter diesen Voraussetzungen entwickelte sich die Medizin ab dem 13. Jahrhundert zur eigenen Disziplin an den Universitäten. Die berühmtesten medizinische Fakultäten lagen in Montpellier, Paris, Bologna und Padua.[135]

Die an den Universitäten in der medizinisch-philosophischen Theorie ausgebildeten Ärzte formten eine kleine Elite. In Ergänzung zu diesen boten zahlreiche Praktiker kostengünstigere medizinische Hilfe an. Zu nennen sind Wundärzte (Chirurgen), Apotheker, Barbiere, Bader, Hebammen, aber auch Laien und Scharlatane. Erstere waren wie andere Handwerker häufig in Zünften organisiert.[136]

Dementsprechend existierte im Spätmittelalter eine grosse Bandbreite an medizinischer Literatur. Der universitäre Kanon bestand vor allem aus lateinischen Übersetzungen griechischer und arabischer Texte wie der *Articella* und Avicennas *Canon medicinae* und aus dazugehörigen Kommentaren und Kurzfassungen. Daneben vermittelten volkssprachliche Schriften in unterschiedlicher Ausführlichkeit und Komplexität in Prosa oder in Versen medizinisches Wissen für die genannten Praktiker und für den Hausgebrauch: Arznei- und Kräuterbücher, astrologisch-medizinische Tafeln und Texte, Anleitungen zur gesunden Lebensführung, Pesttraktate, Abhandlungen zur Chirurgie, zum Aderlass und zur Harn-, Blut- oder Stuhlschau etc.[137]

Die grosse Pestseuche, die von 1347 bis 1351 die Bevölkerung Europas um rund einen Drittel dezimierte, gilt als einschneidendes Ereignis des Spätmittelalters. Die Pest, die danach während Jahrhunderten regional immer wieder auftreten sollte, offenbarte schonungslos die Grenzen des medizinischen Wissens und die Hilflosigkeit der Menschen, die allein bei Gott Zuflucht finden konnten.

Arabische Medizin: Avicennas *Canon medicinae*

Avicenna,
Canon medicinae
Lyon: Jacobus Myt, 1522
Papier, 463 Blätter,
21,5 × 15,5 cm
St.Gallen, Stiftsbibliothek
Band KK rechts V 39 (Bl. 1r)

Der «Kanon der Medizin» des Avicenna, das wahrscheinlich am meisten studierte medizinische Buch, das je geschrieben wurde, illustriert zahlreiche Aspekte der gelehrten Medizin des Spätmittelalters. Avicenna (973/980–1037), der persische Universalgelehrte, Philosoph und Arzt, behandelte in über 100 Schriften in arabischer und in persischer Sprache das griechische Wissenschaftserbe. Er verfasste rund vierzig medizinische Werke, darunter den «Kanon der Medizin» und ein Lehrgedicht, welches jenen in 1326 Versen zusammenfasste. Sein «Kanon der Medizin» band die griechisch-orientalische Medizin in die Naturphilosophie des Aristoteles ein und organisierte die ungemeine Stofffülle streng logisch und systematisch in fünf Bücher.[138]

Im ausgehenden 12. Jahrhundert übersetzte eine Gruppe um Gerhard von Cremona († 1187) in Toledo den arabischen Text unter dem Titel *Canon medicinae* erstmals ins Lateinische. Seit der Mitte des 13. Jahrhunderts wurde der *Canon medicinae* vollständig oder auszugsweise in die medizinischen Lehrgänge der Universitäten integriert. Gelehrte schrieben Kommentare dazu und erstellten Kurzfassungen davon. Vom anhaltenden Gebrauch des Buchs zeugen die unzähligen Drucke seit den 1470er-Jahren bis ins 17. Jahrhundert. Trotz aufkommenden Vorbehalten im 16. Jahrhundert hielt sich das nützliche Werk an gewissen Universitäten bis ins 18. Jahrhundert.

Die abgebildete Titelseite der 1522 in Lyon gedruckten Ausgabe belegt die anhaltend hohe Stellung des Avicenna und seines Kanons im medizinischen Wissenschaftsbetrieb. Die Darstellung zeigt Avicenna auf gleicher Höhe wie Hippokrates und Galen, die beiden Säulen der griechisch-antiken Medizin, und versinnbildlicht die Synthese von griechischer und orientalischer Medizin. Die nachfolgenden Werkangaben halten fest, dass Pietro Antonio Rustico († 1522) den lateinischen Text des Gerhard von Cremona korrigierte, Symphorien Champier († 1538) die Ausgabe mit kritischen Anmerkungen und einem Glossar der arabischen Fachbegriffe versah und Franciscus Calphurnius eine Biographie Avicennas beisteuerte. Es handelt sich um den ersten Druck des *Canon medicinae,* der von humanistischer Gelehrsamkeit und von Kritik an der orientalischen Medizin zeugt.[139]

Der Band, der am Ende unter dem Titel *Cantica* auch das Lehrgedicht des Avicenna lateinisch überliefert, wurde vom St.Galler Arzt Jakob Brülisauer 1529 erstanden. Seine Erben verkauften den Druck 1573 mit weiteren medizinischen Büchern an das Kloster.[140]

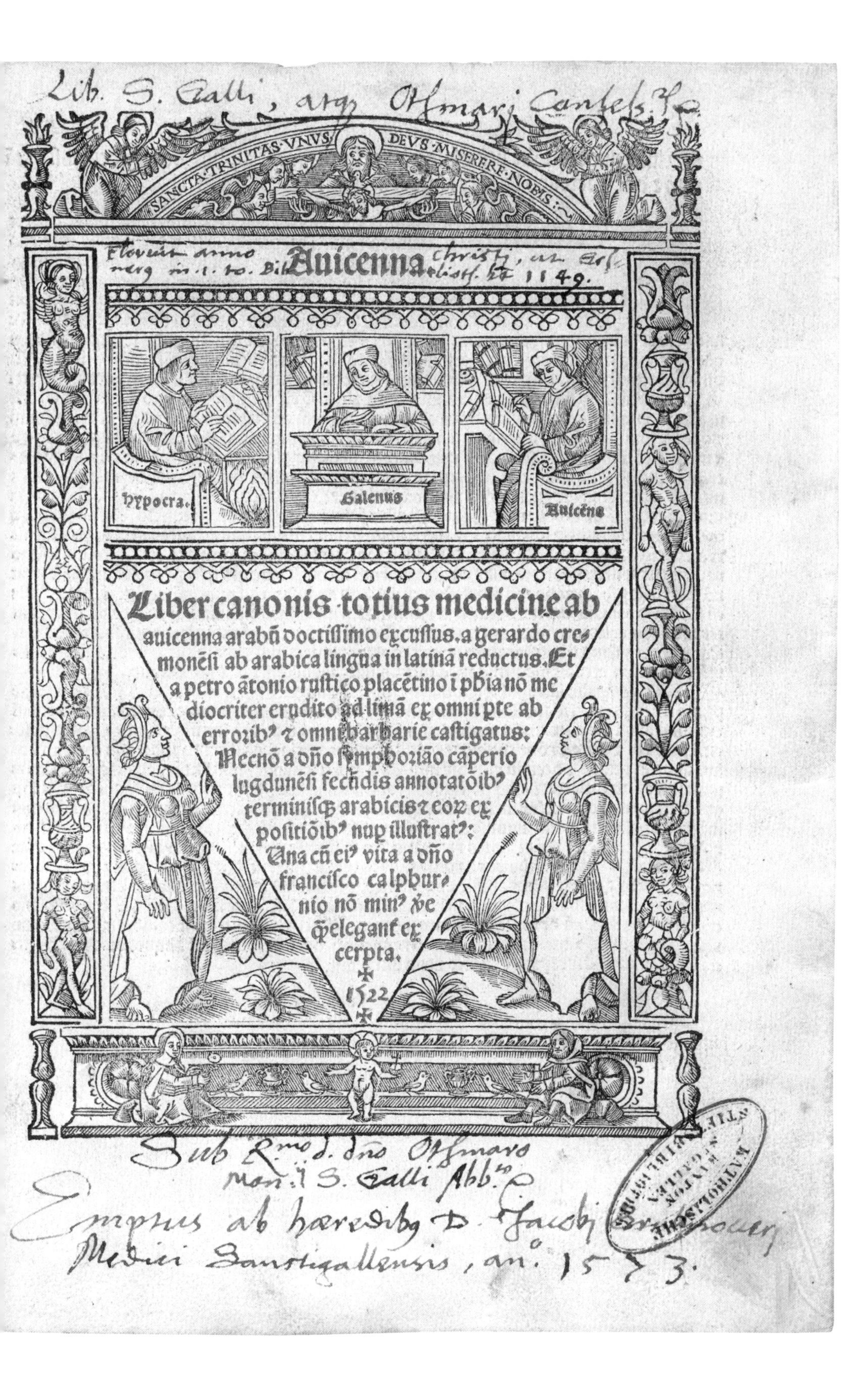
Lib. S. Galli, atq. Othmari Confess.

SANCTA·TRINITAS·VNVS DEVS·MISERERE·NOBIS:

Floruit anno Christi, ut Gesnerus in 1. to. Bibliothecae ... 1149.

Auicenna

hypocra. Galenus Auicēna

Liber canonis totius medicine ab auicenna arabū doctissimo excussus. a gerardo cremonēsi ab arabica lingua in latinā reductus. Et a petro ātonio rustico placētino i p̄hia nō mediocriter erudito ad limā ex omni pte ab erroribꝰ ⁊ omnē barbarie castigatus: Necnō a dño symphoriāo cāperio lugdunēsi sectādis annotatōibꝰ terminisq̧ arabicis ⁊ eoꝝ expositiōibꝰ nup illustratꝰ: Una cū eiꝰ vita a dño francisco calphurnio nō minꝰ vere q̄ eleganter excerpta.

1522

Sub Rmo d. dno Othmaro Mon: S. Galli Abb.

Emptus ab haeredibus D. Jacobi ... Medici Sangallensis, an. 1553.

1520.

Das ist awff wallysch muskathnerlich

böser materien und sprechent auch and
maister das es reinige die neren und die
blausen und
den magen von
die obren gelid
und vertreibet
Coleram das
ist die uber galle
Es sprichet al
mansor der
maister so ein
mensch die
speise nusset
die jn ze fail
machent gar nach aines arczats ratt die
den güt dar zü ist und zü rechten zeiten d tüt
das das die arczist artznie ist und sy eine
menschen gesund zebehaltent das sint
ab die leute die des bedurffent mer den and
leute die denne gross und veist seind die
die da vil und sere speise und obses essent
und da wenig lauffent und arbaitten Es
sprichet auicenna das d lufft der nutze und
güt ist der da mit vermischet ist mit
enkeine dampffe oder brunst der von bösen
oder von vil wasseres auff gat oder auff

St. Gallen, Stiftsbibliothek
Cod. Sang. 760 (S. 120)
Papier
154 Seiten, 21 × 15,5 cm
südwestdeutscher Raum,
15. Jahrhundert

Darmreinigung für das Säftegleichgewicht

Die mit zahlreichen kolorierten Federzeichnungen illustrierte Handschrift entstand im 15. Jahrhundert im südwestdeutschen Sprachraum. Sie enthält auf S. 1–126 ein astrologisch-medizinisches Kompendium. Dieses wurde wohl von einem sternkundlich gebildeten Laienarzt um 1400 im oberdeutschen Raum für den Hausgebrauch interessierter Laien zusammengestellt.[141]

Die Kompilation handelt vom Einfluss des Kosmos auf die Temperamente des Menschen und gibt Ratschläge zur gesunden Lebensführung und zur Wiederherstellung des Säftegleichgewichts. Zu Beginn stehen kalendarische Tafeln und Erläuterungen zur Bestimmung des Mondstands in den Tierkreiszeichen, der Goldenen Zahl etc. (vorderes Spiegelblatt bis S. 5). Da in dieser Handschrift der Gang durch die zwölf Monate fehlt, folgen direkt die zwölf Tierkreiszeichen mit je einer entsprechenden Zeichnung (S. 6–28). Es schliessen eine Planetenlehre und eine Himmelslehre an (S. 28–59). Erstere erklärt den Lauf der Planeten durch die zwölf Tierkreiszeichen und ist mit sechs Planetenbildern (der Mond fehlt in Text und Bild) ausgestattet. Die nächsten Seiten behandeln die vier Temperamente entsprechend der hippokratischen Säftelehre (Melancholiker, Phlegmatiker, Sanguiniker, Choleriker), begleitet von einem vierteiligen Bildzyklus (S. 59–66). Der letzte Teil enthält eine Diätetik, d. h. Regeln zur Gesunderhaltung und zur Heilung, insbesondere Angaben zum Zeitpunkt und zur Anwendung des Aderlasses (S. 66–126).

Andere dort vorgeschlagene Massnahmen betreffen den Stuhlgang (S. 118–119) und die Darmreinigung mit Einlauf (S. 119–121). Demgemäss sei das Klistieren eine nützliche Massnahme, um die Nieren, die Blase, den Magen und die oberen Glieder zu reinigen. Insbesondere ziele das Verfahren darauf ab, die überflüssige schwarze Galle aus dem Blut zu vertreiben und das gestörte Säftegleichgewicht wiederherzustellen. Das Klistier, «das Instrument für einen Mastdarmeinlauf unter Druck», und seine Anwendung werden im Text zwar nicht beschrieben, sind aber bildlich dargestellt (S. 120). Der Patient befindet sich vornübergebeugt in Knie-Ellbogen-Lage, während der behandelnde Arzt oder Apotheker das Klistier zur Spülung (mit Luft, Flüssigkeit oder Paste) in den Darm einführt.[142]

Die Handschrift schliesst auf S. 129–139 bzw. S. 140–154 mit einer deutschen Vers- und einer deutschen Prosaübersetzung des lateinischen pseudo-aristotelischen Briefs an Alexander den Grossen. Darin unterweist der Philosoph den Griechenkönig in den Regeln der gesunden Lebensführung.[143]

Blutschau zur Erkennung von Krankheiten

St. Gallen, Stiftsbibliothek
Cod. Sang. 756, S. 193–196 (S. 193)
Papier
264 Seiten, 21,5 × 15 cm
südwestdeutscher Raum, 1. Hälfte des 15. Jahrhunderts

Der Aderlass diente im Mittelalter nicht nur der Heilung und der Vorbeugung, sondern auch der Erkennung von Krankheiten. Wie in der weiter verbreiteten Harnschau versuchte man in der Blutschau, durch die genaue Beobachtung der Flüssigkeit auf ein allfälliges Ungleichgewicht der Säfte, ein erkranktes Organ oder eine bestimmte Gemütslage eines Menschen zu schliessen. Dazu wurde das Aderlassblut in flüssigem oder in geronnenem Zustand auf Geruch, Geschmack, Farbe, Wärme und Konsistenz (des Blutkuchens) untersucht. Die Blutschau wurzelte in der Antike, erhielt im 12. Jahrhundert Auftrieb, wurde an den Universitäten rezipiert, dort in langen Traktaten erörtert und im Spätmittelalter auch in deutscher Sprache in Kurztraktaten und als Teil von Handbüchern (siehe Cod. Sang. 760, S. 114–118) verbreitet.[144]

Cod. Sang. 756, eine deutsch-lateinische Sammelhandschrift aus der ersten Hälfte des 15. Jahrhunderts, enthält einen solchen Kurztraktat. Er ist eingebettet zwischen einem längeren Text zur Geomantie (Kunst, über zufällig in den Sand gesetzte Punkte bzw. Punktfiguren die Zukunft vorherzusagen) und zahlreichen kürzeren Texten zur Handlesekunst, zur Traumdeutung, zur Hausmedizin, zu Planeten, zu Tierkreiszeichen und ihren Einflüssen auf den Menschen etc.[145]

Der deutschsprachige Kurztraktat zur Blutschau (Blutschaukatalog) steht auf S. 193–196 unter der Überschrift *Aigenschaft oder zůfä̊ll dez blůtz, so der mensch von im last* (frei: «Eigenschaften des menschlichen Bluts beim Aderlass») und ist in siebzehn Abschnitte gegliedert.[146] Der erste und der letzte Abschnitt beschreiben Eigenschaften des geronnenen Bluts, welche natürlich und gut sind (§1, 17). Die übrigen Abschnitte betreffen Bluteigenschaften, aus denen auf bestimmte Krankheits- und Gemütszustände oder auf gewisse kranke Organe geschlossen werden kann, wie die beiden Beispiele zeigen:

[S. 193/§3] *Item welches blůt ist dick und wiss, wåßrig, sůß smaks, daz ist grob und kompt von der súchti flegma, da von der mensch vil uswirft und unflåtig ist.*

«Ist das Blut dick und weiss, wässrig, süssen Geschmacks, dann ist es grob und kommt von der Krankheit (bzw. dem überschüssigen) Phlegma (Schleim); davon wirft der Mensch viel aus und er ist unflätig.»

[S. 196/§15] *Item ist daz blůt gru̍n und úberflůßig an wasser, dem ist we umb die brust und håt öch verborgen ritten in im.*

«Ist das Blut grün und zu wässrig, dann schmerzt dem Menschen die Brust und er hat auch verborgenes Fieber.»

Aigenschaft oder zůfäll des blůtz
so der mensch von im lät

Bonu(m)

Welhes blůt nit ze grob noch ze subtyl ist
daz öch bruchig oder murw ist · rôt an farwe
milt un ain(e) schmak · mit ain wenig wasser
obnan · dz ist loblich un naturlich

Complexio sanguinea

Welhes aber ze vast subtil dz ist · vast rôt un
lut oder blutz · gelw un bitter mit ainem starken
un bittern ack · dz ist bôs · un kompt von
ainr fucht un fuchti haisset colla · ist hitzig ·
un macht den menschen zornig

Complexio colerica

Item ~~fan~~ daz blůt dz da grob an der materi ist
swartz ain wenig rôt · vermist mit gelw
un an dem smak ain wenig sur oder essichot
dz ist bôs un grob und kompt von ainr
groben fuchti · haisset melancoli · dannan der
mensch swärmütig ist

Complexio melancolica

It welhes blůt ist · dick · un wiss wässrigs
süss smaks · dz ist grob un kompt von der
fuchti flegma da von der mensch vil
uswirft un unsläfig ist

Complexio flegmatica

It welhes blůt vil harns un wasser hät
dz bedüt blödekait des menschen vil oder
mengerhand trinkendes dz der mensch tůt.

Al menschen wärind der pestilentz fri
wistend sy dar für ain rechte ertzny
Darum so hör wz ich dir sage wil
Wan also sterben ist ain kurtz zil.
Des ersten halt den rat den ich da main
Wann der dunckt mich nit klain
Dz man in diser sach ernstlich sol
An rüffen got dz hilfet sicher wol.
Sant Sebastians och nit vergiss
Wan sin helfen ist och gar gewiss.
Rüff och an sant Rochion
Wann er wil vns nümer verlon
Das mainend alle maister wyss
Die da sind vff der schul zu Pariss
Darnach hab och dinß selbs acht
Es sy fru spät oder zu der nacht
Myd den luft vom mittag vn occident
Empfach in von mitternacht vn orient
Mit wecholder wyroch spreng din glüt
Vor bösem nebligem luft dich och hüt
Mit sefebom vn wecholder mach din für
Das ist der zit in dinem huß gehür
Mit essich wasch hend mund vn angesicht
Schlind sin ain wenig dz vergiss nicht
Du solt hunger vnd durst nit lyden.
Vnd übrige völle solt och vermyden
Übrige grobe kost soltu laussen
Vor vil trincken soltu dich och mässen.
Gebräten flaisch ist besser den gesotten.
Das schwine sy dir gantz verbotten.

St. Gallen, Stiftsbibliothek
Cod. Sang. 1164, S. 132–134
(S. 132)
Papier
146 Seiten, 20,5 × 15 cm
Konstanz (?),
15. Jahrhundert

Vorbeugende Massnahmen gegen die Pest

Die Pest von 1347 bis 1351 zählt zu den grössten Katastrophen in der Geschichte der Menschheit. Die hoch ansteckende Seuche kam aus Asien, breitete sich von den Hafenstädten des Mittelmeers nach Norden aus und raffte innerhalb weniger Jahre rund einen Drittel der Bevölkerung Europas hin. Weitere Pestwellen folgten bis ins 17. Jahrhundert. Die Gelehrten interpretierten die Pest als Fäulnis der inneren Organe, welche über Luft oder Nahrung in den Körper eindrang. Das Pestgutachten der medizinischen Fakultät der Universität Paris aus dem Jahr 1348 sah als Ursache der Pest – neben dem strafenden Gott – Ausdünstungen in der Luft als Folge einer ungünstigen Planetenkonstellation im Jahr 1345 an.[147]

Eine literarische Antwort auf die Pest stellt das deutschsprachige Gedicht in Paarreimen in Cod. Sang. 1164 (S. 132–134) dar. Die im Sammelband überlieferte Fassung aus dem 15. Jahrhundert beruft sich auf den Arzt bzw. Meister Hans Andree. Wie die übrige frühe Pestliteratur lehnt sich das Gedicht stark an das Pariser Gutachten an. Es beginnt mit der Anrufung Gottes und der beiden Pestheiligen Sebastian und Rochus. Die nachfolgende Argumentation im ersten Teil orientiert sich an den «sechs nicht-natürlichen Dingen» (*sex res non naturales*) der hippokratisch-galenischen Tradition: (1) Licht und Luft, (2) Speise und Trank, (3) Bewegung und Ruhe, (4) Schlaf und Wachen, (5) Füllung und Entleerung, (6) Gemütsregungen.[148]

(1) Dementsprechend warnt das Gedicht vor Süd- und Westwind, ebenso vor nebliger Luft und empfiehlt den frischen, kühlen Nord- und Ostwind sowie das Ausräuchern der Wohnung mit Wacholder, Weihrauch und Sadebaum. (2) Zudem wird vor ungenügendem und übermässigem Essen und Trinken, vor Schweinefleisch, vor nicht verdünntem Wein etc. gewarnt und gebratenes Fleisch und in Essig gesottene Linsen empfohlen. Abgeraten wird von (3) Müssiggang, (4) zu viel Schlaf, ungewohntem Schlafen am Tag und (6) zu starken Gemütserregungen. (5) Als förderlich galt die Schwitzkur zu Hause. Eingesprengt sind Ratschläge zur Desinfektion der Hände und des Gesichts mit Essig und hygienische Massnahmen wie das Vermeiden öffentlicher Badestuben und unkeuschen Lebenswandels.

Im zweiten Teil rät das Gedicht ausser dem monatlichen Aderlass zur Einnahme bestimmter mineralischer und pflanzlicher Substanzen zum Schutz vor der Pest. Darunter nennt es Walnuss, Raute, «Lebenspillen», Theriak (beides Arzneigemische) und zwei Tonheilerden. Als weitere, aus heutiger Sicht nützlichste Massnahme wird empfohlen, vor den Pestkranken zu fliehen, ihre Kleider zu meiden, die Stadt zu verlassen oder in den eigenen vier Wänden auszuharren.

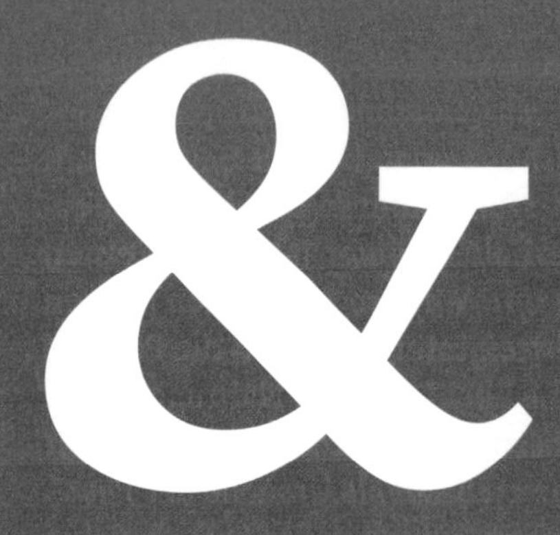

Seelenapotheke

Cornel Dora

Auf der barocken Supraporte über dem prunkvollen Eingang zur Stiftsbibliothek steht das griechische Wort *(ΨΥΧΗΣ ΙΑΤΡΕΙΟΝ)*, aus dem unser modernes «Psychiatrie» geworden ist. Es bedeutet «Spital der Seele», in St. Gallen übersetzt man es aber auch mit «Seelenapotheke»: So wie man in der Apotheke heilende Arzneien von den Gestellen nimmt, so nimmt man Bücher von den Gestellen, um den Geist zu heilen. Die Idee des Heilens verbindet sich mit der Lesekultur.[149]

Das Motto auf der Schrifttafel geht zurück auf den antiken Universalhistoriker Diodorus Siculus (1. Hälfte 1. Jh. v. Chr.), der in seiner griechisch verfassten *Bibliotheca historica* berichtet, dass der Spruch – wohl in ägyptischer Sprache – über der Tempelbibliothek des grossen Pharaos Ramses II. (1293–1225 v. Chr.) in der Nähe von Theben angebracht gewesen sei. Die Stiftsbibliothek besitzt eine griechische Ausgabe des Werks aus dem Jahr 1559, die von Abt Otmar Kunz (1564–1577) gekauft wurde (Band T rechts III 4).[150]

Man findet diese Inschrift nicht nur in St. Gallen, sondern auch in den barocken Bibliotheken von Uppsala, Wien und Modena, und in übersetzter oder abgewandelter Form an vielen weiteren Orten. Der Schlüssel für die Verbreitung könnte das Grundlagenwerk zum Bibliotheksbau *Musei sive Bibliothecae Extructio* des Jesuiten Claude Clément sein, das 1628 in erster und 1635 in zweiter Auflage erschien. Es nennt 68 für Bibliotheken geeignete Inschriften, darunter als erste *Psyches Iatreion*, das der Autor mit *Medica animi officina* («Medizinwerkstatt des Geistes») übersetzt.[151]

Bereits in der Renaissance mit den Neubauten von 1551/53 unter Abt Diethelm Blarer(1530–1564) wurde die Stiftsbibliothek auch zur Spitalbibliothek, denn das Infirmarium mit den Krankenzimmern für die Mönche befand sich von da an im benachbarten Südflügel des Konventsgebäudes.[152] Mit wenigen Schritten konnten sich die Kranken so Lesestoff oder auch medizinische Fachliteratur besorgen. Die Raumplanung des Klosters war im 18. Jahrhundert nicht weniger umsichtig als zur Zeit des Klosterplans.

Auch die Apotheke hat in St. Gallen eine lange Tradition. Sicher trug schon Otmar Arzneien zu den Kranken, medizinische Heilmittel und -pflanzen begegnen uns dann im Herbularius und dem Arzneischrank auf dem St. Galler Klosterplan, natürlich auch in den medizinischen Handschriften und bei Notker dem Arzt. Und auch später, in der Barockzeit, legte man Wert auf eine gute Versorgung mit Heilmitteln. Die hervorragend ausgestattete barocke Klosterapotheke im Hofflügel wurde allerdings 1712 von den Zürcher und Berner Truppen, die den Stiftsbezirk damals besetzten, zerstört und geplündert.[153]

Nach der Restitution der Abtei 1718 wurde die Apotheke unter Abt Joseph von Rudolphi (1717–1740) neu aufgebaut. Sie war zur Zeit Fürstabt Cölestin Guggers (1740–1767) ein gutes Geschäft mit durchschnittlichen Einnahmen von 4000 Gulden bei Ausgaben von 2300 Gulden pro Jahr.[154] Nach 1798, im Zug der Aufhebung des Klosters durch die neuen Machthaber, wurde sie endgültig aufgelöst und verkauft.[155]

Als Erinnerung an die Pharmaziegeschichte des Klosters erhalten geblieben ist eine barocke Reiseapotheke, die vermutlich um 1730/40 in der Klosterschreinerei hergestellt wurde. Ihr Schöpfer war vielleicht Bruder Gabriel Loser (1701–1785), der 1733 in die St. Galler Klostergemeinschaft eintrat und später auch den Bibliothekssaal mitgestaltete. Das schmucke Stück begleitete möglicherweise die letzten vier Äbte St. Gallens auf ihren Reisen: Joseph von Rudolphi, Cölestin Gugger, Beda Angehrn und Pankraz Vorster. Neben Mörser, Stössel und Apothekerbesteck bot es in 38 kleinen Schubladen, 15 Fläschchen und 10 Gefässen Platz für insgesamt 63 Heilmittel, darunter neben Essenzen auch Heiligenreliquien. Sie sollten wohl dort helfen, wo die Kunst der Medizin an ihre Grenzen kam.[156]

Wie im Mittelalter.

Der Arzt mit den Attributen Uringlas, Medizinflasche und Büchern. Putte im Barocksaal der Stiftsbibliothek St. Gallen um 1770

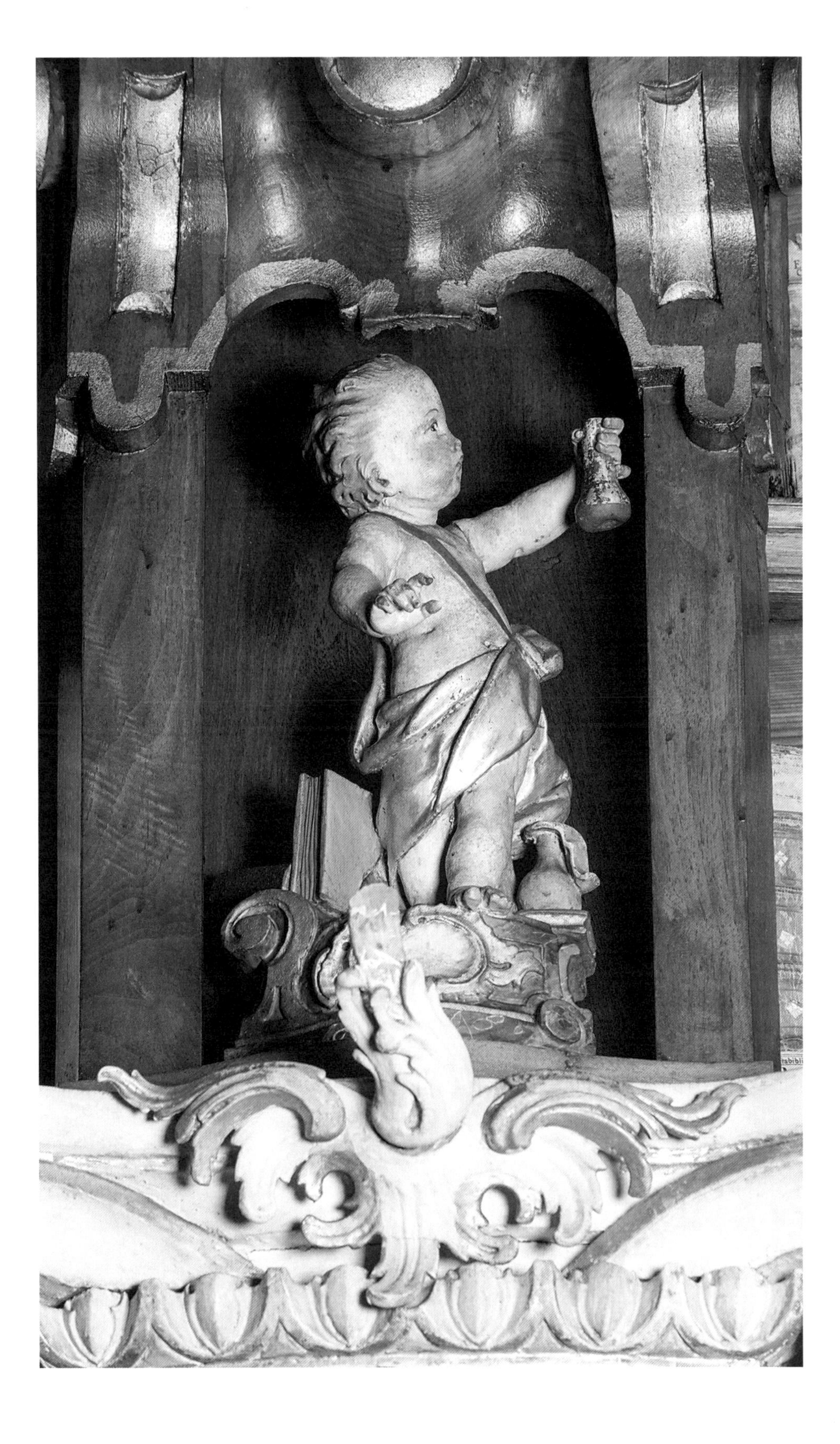

Anhang

Anmerkungen

1. Die Benediktusregel. Lateinisch/Deutsch, hrsg. im Auftrag der Salzburger Äbtekonferenz, 3. Auflage, Beuron 2011, S. 87–88 (Kap. 36).
2. KAY PETER JANKRIFT, Mit Gott und schwarzer Magie. Medizin im Mittelalter, Darmstadt 2005, S. 30–31.
3. HEINRICH SCHIPPERGES, Die Benediktiner in der Medizin des frühen Mittelalters, Leipzig 1964; JOSEF SEMMLER, Die Sorge um den kranken Mitbruder im Benediktinerkloster des frühen und hohen Mittelalters, in: PETER WUNDERLI (Hrsg.), Der kranke Mensch in Mittelalter und Renaissance, Düsseldorf 1986, S. 45–49; GERD ZIMMERMANN, Ordensleben und Lebensstandard. Die cura corporis in den Ordensvorschriften des abendländischen Hochmittelalters, Münster 1973; KAY PETER JANKRIFT, Heilkundige und Kranke im frühen Mittelalter, in: Das Mittelalter. Perspektiven mediävistischer Forschung. Zeitschrift des Mediävistenverbandes 10 (2005), S. 35–42, hier S. 36–37.
4. KAY PETER JANKRIFT, Motus et exercitium. Körperliche Bewegung in der klösterlichen Medizin, in: Religiosus Ludens. Das Spiel als kulturelles Phänomen in mittelalterlichen Klöstern und Orden, hrsg. von JÖRG SONNTAG, Berlin 2013, S. 137–147, hier S. 139.
5. ULRICH STOLL, Das Lorscher Arzneibuch. Ein medizinisches Kompendium des 8. Jahrhunderts (Codex Bambergensis Medicinalis 11). Text, Übersetzung und Fachglossar, Stuttgart 1992.
6. STOLL, Lorscher Arzneibuch (Anm. 5), S. 48: *Cogor respondere his qui me inaniter hunc dicunt librum scripsisse dicentes parum in eo verum esse.*
7. EKKEHARD IV., St. Galler Klostergeschichten, hrsg. von HANS F. HAEFELE, Darmstadt 2013, S. 238–240, 243. Hierzu JOHANNES DUFT, Notker der Arzt. Klostermedizin und Mönchsarzt im frühmittelalterlichen St. Gallen, St. Gallen 1972.
8. MARTIN HONECKER, Christus medicus, in: WUNDERLI, Der kranke Mensch (Anm. 3), S. 27–44.
9. ROBERT C. FINUCANE, The rescue of the innocents. Endangered children in medieval miracles, New York 1997; MARI WITTMER-BUTSCH und CONSTANZE RENDTEL, Miracula – Wunderheilungen im Mittelalter. Eine historisch-psychologische Annäherung, Köln 2003. GERNOT KIRCHNER, Heilungswunder im Frühmittelalter. Überlegungen zum Kontext des Vir Dei-Konzeptes Gregor von Tours, in: Gesundheit – Krankheit. Kulturtransfer medizinischen Wissens von der Spätantike bis in die Frühe Neuzeit, hrsg. von KAY PETER JANKRIFT und FLORIAN STEGER, Köln 2004, S. 41–76.
10. GERHARD BAADER, Die Schule von Salerno, in: Medizinhistorisches Journal 3 (1978), S. 124–145.
11. ANNETTE HETTINGER, Zur Lebensgeschichte und zum Todesdatum des Constantinus Africanus, in: Deutsches Archiv zur Erforschung des Mittelalters 46 (1990), S. 517–529; RAPHAELA VEIT, Quellenkundliches zu Leben und Werk des des Constantinus Africanus, in: Deutsches Archiv zur Erforschung des Mittelalters 59 (2003), S. 121–153.
12. Gesetze der Westgoten, hrsg. von EUGEN WOHLHAUPTER, Weimar 1936, Lex Visigothorum XI, 1,1–8, S. 290–291. Dazu ANNETTE NIEDERHELLMANN, Arzt und Heilkunde in den frühmittelalterlichen Leges. Eine wort- und sachkundliche Untersuchung, Berlin 1983.
13. JANKRIFT, Motus et exercitium (Anm. 4), S. 137–147, hier S. 146.
14. Hierzu u. a. ORTRUN RIHA, Medizin und Magie im Mittelalter, in: Das Mittelalter. Perspektiven mediävistischer Forschung. Zeitschrift des Mediävistenverbandes 10 (2005), S. 64–72.
15. KARL ERICH GRÖZINGER, Jüdisches Denken. Theologie – Philosophie – Mystik, Bd. 2: Von der mittelalterlichen Kabbala zum Hasidismus, Darmstadt 2005, S. 232.
16. RICHARD KIECKHEFER, Magie im Mittelalter, München 1992, S. 72–73.
17. GREGOR VON TOURS, Zehn Bücher Geschichten (Fränkische Geschichte), hrsg. von RUDOLF BUCHNER, Bd. 2, Buch 6–10, 9. Auflage, Darmstadt 2000, 7. Buch, 25. Kap.
18. GREGOR VON TOURS, Geschichten (Anm. 17), 5. Buch, 35. Kap.
19. GREGOR VON TOURS, Geschichten (Anm. 17), 5. Buch, 6. Kap.
20. GERHARD BAADER, Gesellschaft, Wirtschaft und ärztlicher Stand im frühen und hohen Mittelalter, in: Medizinhistorisches Journal 14 (1979), S. 176–185, hier S. 180.
21. KAY PETER JANKRIFT, «... ein so großer Schatz an medizinischem Wissen.» Juden in der mittelalterlichen Medizin Europas, in: Europas Juden im Mittelalter, hrsg. von CHRISTOPH CLUSE, Trier 2004, S. 355–364.
22. STEFAN M. MAUL und WOLFHART WESTENDORF, Erste Medizinkonzepte zwischen Magie und Vernunft, in: Die Chronik der Medizin, hrsg. von. HEINZ SCHOTT, Dortmund 1993, S. 16–33; ESTHER FISCHER-HOMBERGER, Geschichte der Medizin, 2. Auflage, Berlin 1977; RICHARD BERTSCHINGER, Huangdi Neijing, in: Encyclopaedia of the History of Science, Technology, and Medicine in Non-Western Cultures, hrsg. von HELAINE SELIN, Berlin 2008, S. 1080–1081; R. DAVID, Rationality vs Irrationality in Egyptian Medicine in the Pharaonic and Graeco-Roman Periods, in: Magic and Rationality in Ancient Near Eastern and Graeco-Roman Medicine, hrsg. von HERMAN F. J. HORSTMANSHOFF, MARTEN STOL und CORNELIS R. VAN TILBURG, Leiden 2004, S. 133–152; Ärzte Lexikon. Von der Antike bis zur Gegenwart, hrsg. von WOLFGANG U. ECKART und CHRISTOPH GRADMANN, 3. Auflage, Heidelberg 2006, S. 97.
23. DEREK COLLINS, Magic in the Ancient Greek World, Oxford 2008, S. 28; KIMBERLY B. STRATTON, Naming the Witch: Magic, Ideology, and Stereotype in the Ancient World, New York 2007, S. 26.
24. PIETRO CAPPARONI, Magistri Salernitani nondum cogniti. A Contribution to the History of the Medical School of Salerno. London 1923; LEO TEUTSCH, Cassiodorus Senator. Gründer der Klosterbibliothek von Vivarium, in: Libri 9, Nr. 3, München 1959, S. 215–239.

25. Krankheitsdeutung in der postsäkularen Gesellschaft, hrsg. von Günter Thomas und Isolde Karle, Stuttgart 2009.
26. Peter Cornelius Mayer-Tasch, Die Macht der Schönheit, Wiesbaden 2014, S. 122.
27. Hastings Rashdall, Salerno, Bologna, Paris (The Universities of Europe in the Middle Ages 1), Cambridge 1895, S. 75.
28. Klaus Bergdolt, Das Gewissen der Medizin. Ärztliche Moral von der Antike bis heute, München 2004, S. 78.
29. Heinrich Schipperges, Arabische Medizin im lateinischen Mittelalter, Berlin 1976.
30. Edmund O. von Lippmann, Zur Geschichte des Alkohols, in: Chemiker-Zeit, 1920, S. 625.
31. Jürgen Hädrich, Unsterblichkeitstechniken. Zur Kulturgeschichte einer Faszination, Berlin 2009, S. 83.
32. Claus Priesner, Geschichte der Alchemie, München 2011, S. 53.
33. Hädrich, Unsterblichkeitstechniken (Anm. 31), S. 83.
34. Dennis M. Krikler, The Foxglove, «the old woman from Shropshire» and William Withering, in: Journal of the American College of Cardiology 5, 5 (1985), S. 3A–9A.
35. Ruth Kohlndorfer-Fries, Diplomatie und Gelehrtenrepublik. Die Kontakte des französischen Gesandten Jacques Bongars (1554–1612), Tübingen 2009, S. 208.
36. Clara De Milt, Early chemistry at le Jardin du Roi, in: Journal of Chemical Education 18, 11 (1941), S. 503–509.
37. Wilhlem Doerr, «Ehrlich färbt am besten!» Zum 150. Geburtstag des Begründers der Immunologie und Chemotherapie Paul Ehrlich, Forschung Frankfurt 1 (2004), S. 54–58.
38. Jean-Claude Bologne, Magie und Aberglaube im Mittelalter, Düsseldorf 2009, S. 10.
39. Quintus Serenus (Serenus Sammonicus), Liber medicinalis (Le livre de Médecine), texte établi, traduit et commenté par Roger Pépin, Paris 1950.
40. Abrakadabra, in: Wikipedia, https://de.wikipedia.org/wiki/Abrakadabra (1.2.2016); Bologne (Anm. 38), S. 143.
41. Alain Touwaide, Serenus, [1] Quinctius S. Sammonicus, in: Der Neue Pauly 11, Stuttgart 2001, Sp. 451–452; Quintus Serenus, Liber medicinalis (Anm. 39), S. V–IX; englische Version der *Historia Augusta:* http://penelope.uchicago.edu/Thayer/E/Roman/Texts/Historia_Augusta/home.html (1.2.2016).
42. Abrakadabra, in: Wikipedia (Anm. 40).
43. Eckart Olshausen, Mithradates VI. Eupator Dionysos, in: Der Neue Pauly 8, Stuttgart 2000, Sp. 278–280.
44. Beda der Ehrwürdige, Kirchengeschichte des englischen Volkes, Darmstadt 1982; Beda Venerabilis, Historia Ecclesiastica Gentis Anglorum, Historia Abbatum, Epistola ad Ecgberctum una cum Historia Abbatum auctore anonymo, hrsg. von Charles Plummer, Oxford 1896, S. 12–13.
45. Karl Schmuki, Peter Ochsenbein und Cornel Dora, Cimelia Sangallensia. Hundert Kostbarkeiten aus der Stiftsbibliothek St. Gallen, St. Gallen 2000, S. 82–83.
46. Bernhard Bischoff, Ursprung und Geschichte eines Kreuzsegens, in: Ders., Mittelalterliche Studien 2, Stuttgart 1967, S. 275–284, hier S. 281–282.
47. Ernst Dümmler, Ekkehart IV. von St. Gallen, in: Zeitschrift für deutsches Altertum 14 (1869), S. 1–73, hier S. 24–25.
48. Zu Ekkehart IV. als Glossator: Heidi Eisenhut, Die Glossen Ekkeharts IV. von St. Gallen im Codex Sangallensis 621, St. Gallen 2009.
49. Zu Hippokrates, dem *Corpus Hippocraticum* und der «Viersäftelehre» vgl. Heike Achner, Ärzte in der Antike, Mainz 2009, S. 22–30 (der «Hippokratische Eid» ist abgedruckt ebd., S. 25); Kay Peter Jankrift, Krankheit und Heilkunde im Mittelalter, Darmstadt 2003, S. 7–8; Ders., Mit Gott und schwarzer Magie (Anm. 2), S. 25.
50. Zu Galen und seiner Weiterentwicklung der «Viersäftelehre» vgl. Achner, Ärzte (Anm. 49), S. 61–68; Jankrift, Krankheit (Anm. 49), S. 8–9; Ders., Mit Gott und schwarzer Magie (Anm. 2), S. 25–28.
51. Die Handschrift ist beschrieben bei Augusto Beccaria, I codici di medicina del periodo presalernitano, Rom 1956, S. 386–387. Zum Brief des Ps.-Hippokrates an Maecenas vgl. Carmélia Opsomer und Robert Halleux, La lettre d'Hippocrate à Mécène et la lettre d'Hippocrate à Antiochus, in: I testi di medicina latini antichi. Problemi filologici e storici. Atti del I Convegno Internazionale (Macerata–S. Severino M., 26–28 aprile 1984), hrsg. von Innocenzo Mazzini und Franca Fusco, Rom 1985, S. 341–364.
52. Zu den Galen zugeschriebenen Schriften vgl. Jankrift, Krankheit (Anm. 49), S. 8; Ders., Mit Gott und schwarzer Magie (Anm. 2), S. 26.
53. Zu Oribasius vgl. Mark Grant, Dieting for an Emperor. A translation of books 1 and 4 of Oribasius' «Medical Compilations» with an introduction and commentary, Leiden 1997.
54. Die Handschrift ist beschrieben bei Beccaria, Codici (Anm. 51), S. 372–381.
55. Zu Plinius und der *Physica Plinii* vgl. Jankrift, Krankheit (Anm. 49), S. 9; Ders., Mit Gott und schwarzer Magie (Anm. 2), S. 28; Klaus-Dietrich Fischer, Quelques réflexions sur la structure et deux nouveaux témoins de la Physica Plinii, in: Pline l'Ancien. Témoin de son temps. Conventus Pliniani Internationalis Namneti 22–26 Oct. 1985 habiti acta, hrsg. von Jackie Pigeaud und José Oroz Reta, Salamanca 1987, S. 53–66.
56. Übersetzung von Nina Otto in: Heilkräuter und Gartenanlagen im Kloster St. Gallen, St. Gallen 2010, S. 28.
57. Vgl. Alf Önnerfors, Iatromagische Beschwörungen in der «Physica Plinii Sangallensis», in: Eranos 83 (1985), S. 235–252 (der lateinische Text der Beschwörung auf S. 237).
58. Die Handschrift ist beschrieben bei Beccaria, Codici (Anm. 51), S. 388–390.
59. Kritische Edition des Textes mit deutscher Übersetzung (und Einleitung in lateinischer Sprache): Anthimi De observatione ciborum ad Theodoricum regem Francorum epistula, hrsg. und übers. von

Eduard Liechtenhan, Berlin 1963 (zu Anthimus dort S. IX–X, die zitierten Übersetzungen S. 34, 36–38 und 46–47); Edition mit englischer Übersetzung und ausführlicher Einleitung: Anthimus, De obseruatione ciborum. On the Observance of Foods, übers. und hrsg. von Mark Grant, Blackawton 1996 (zu Anthimus dort S. 12–21).

60. Zu Cassiodor und dem Kapitel über Medizin in seinen Institutiones vgl. Jankrift, Krankheit (Anm. 49), S. 12–13; Ders., Mit Gott und schwarzer Magie (Anm. 2), S. 30.

61. Zur Aufwertung des Individuums und der Gleichheit der Menschen im Christentum: Larry Siedentop, Die Erfindung des Individuums. Der Liberalismus und die westliche Welt, Stuttgart 2015, S. 67–85.

62. Zum Konzept des Christus Medicus: Heinrich Schipperges, Die Kranken im Mittelalter, München 1990, S. 203–212; Winfried Büttner, Leib- und Seelenärzte. Die heiligen Mediziner der Alten Kirche, Wiesbaden 2015, S. 1–7.

63. Otto Betz, Heilung/Heilungen, in: Theologische Realenzyklopädie 14, Berlin 1985, S. 763–768.

64. Über Tatian und sein Diatessaron: William L. Petersen, Tatian, in: Theologische Realenzyklopädie 32, Berlin 2001, S. 655–659.

65. Die lateinisch-althochdeutsche Tatianbilingue Stiftsbibliothek St. Gallen Cod. 56, unter Mitarbeit von Elisabeth De Felip-Jaud hrsg. von Achim Masser, Göttingen 1994; Tatian. Lateinisch und altdeutsch mit ausführlichem Glossar, hrsg. von Eduard Sievers, Paderborn 1872; Schmuki/Ochsenbein/Dora, Cimelia Sangallensia (Anm. 45), S. 66–67.

66. Zu den Deutungen seit der Antike: François Bovon, Das Evangelium nach Lukas (Lk 9,51–14,35) (Evangelisch-katholischer Kommentar zum neuen Testament III/2), Zürich 1996, S. 79–100; Ulrich Kuder, Das Gleichnis vom barmherzigen Samariter in der ottonischen und frühromanischen Buchmalerei, in: Caritas. Nächstenliebe von den frühen Christen bis zur Gegenwart, Petersberg 2015, S. 160–179, hier S. 162.

67. Schmuki/Ochsenbein/Dora, Cimelia Sangallensia (Anm. 45), S. 68–69.

68. Das Neue Testament. Eine Übersetzung, die unsere Sprache spricht. Übersetzung von Albert Kammermayer, 2. Auflage, München 2014, S. 122–123.

69. Benediktusregel (Anm. 1), S. 87–88.

70. Regula Benedicti de codice 914 in bibliotheca monasterii S. Galli, hrsg. von Benedikt Probst, beschrieben von Germain Morin und Ambrogio Amelli, mit einem paläographischen Vorwort von Bernhard Bischoff, St. Ottilien 1983; Schmuki/Ochsenbein/Dora, Cimelia Sangallensia (Anm. 45), S. 52–53.

71. Benediktusregel (Anm. 1), S. 87–88.

72. Frederick Edmund Warren, The Liturgy and Ritual of the Celtic Church, Oxford 1881, S. 182–183; Die irischen Miniaturen der Stiftsbibliothek St. Gallen, hrsg. von Johannes Duft und Peter Meyer, Olten 1953, S. 79–81 und Tafeln XXIX–XXXI.

73. Vivian Nuttan, Krankenhaus, in: Der Neue Pauly 6, Stuttgart 1999, Sp. 789–793; Guenter B. Risse, Mending Bodies, Saving Souls. A History of Hospitals, New York 1999, S. 15–67;

74. Nuttan, Krankenhaus (Anm. 73); Risse, Mending Bodies (Anm. 73), S. 79–83; Thomas Sternberg, Die ersten Armen- und Krankenhäuser in Westeuropa. Spätantike und frühmittelalterliche Einrichtungen Galliens, in: Caritas (Anm. 66), S. 120–129.

75. Nuttan, Krankenhaus (Anm. 73); Schipperges, Die Kranken (Anm. 62), S. 169–175.

76. Duft, Notker der Arzt (Anm. 7), S. 15–16. Zur Medizingeschichte im Kloster St. Gallen allgemein vgl. auch Karl Schmuki, Heilkunde im frühmittelalterlichen Kloster St. Gallen, in: Zeit für Medizin! Einblicke in die St. Galler Medizingeschichte, Wattwil 2011, S. 9–16; Ernst Tremp, Medizin und Krankenpflege im frühen Mittelalter am Beispiel des Klosters St. Gallen, in: Fortschritt durch Bildung, Wissenschaft und Zusammenarbeit. 150 Jahre Ärzteverein Werdenberg-Sargans, Sargans 2013, S. 14–26.

77. Stefan Sonderegger, Das Stadtsanktgaller Spital (Heiliggeistspital) im Mittelalter und in der Frühen Neuzeit, in: Zeit für Medizin (Anm. 76), S. 69–74.

78. Johannes Duft, Sankt Otmar in Kult und Kunst, St. Gallen 1966, S. 54–55; Ernst Ziegler, Das blaue Haus und seine Umgebung, eine Quartier- und Hausgeschichte, in: Rund ums ‹Blaue Haus› – von Klosterbrüdern, Kaufleuten, Büchern und Buchhändlern, St. Gallen 1993, S. 11–55, hier 15–31; vgl. kritisch dazu Philipp Lenz, Reichsabtei und Klosterreform. Das Kloster St. Gallen unter dem Pfleger und Abt Ulrich Rösch 1457–1491, St. Gallen 2014, S. 434–499.

79. Schipperges, Die Kranken (Anm. 62), S. 100–104; Gundolf Keil, Aussatz I–IV, in: Lexikon des Mittelalters 1, München 1980, Sp. 1249–1251.

80. Claudia Schott-Volm, Aussatz V, in: Lexikon des Mittelalters 1, München 1980, Sp. 1251–1253.

81. Sankt Otmar. Die Quellen zu seinem Leben lateinisch und deutsch, hrsg. von Johannes Duft, Zürich 1959, S. 26–28.

82. Sankt Otmar, hrsg. von Duft (Anm. 81), S. 27.

83. Johannes Duft, Anton Gössi und Werner Vogler, St. Gallen, in: Helvetia Sacra III/1, Bern 1986, S. 1266–1268.

84. Sankt Otmar, hrsg. von Duft (Anm. 81), S. 9–20.

85. Walahfrid Strabo, Vita sancti Galli. Das Leben des heiligen Gallus. Lateinisch/Deutsch, Übersetzung von Franziska Schnoor, Anmerkungen und Nachwort von Ernst Tremp, Stuttgart 2012, S. 225–226.

86. Sankt Otmar, hrsg. von Duft (Anm. 81), S. 20.

87. Sankt Otmar, hrsg. von Duft (Anm. 81), S. 81–83; Beat Matthias von Scarpatetti, Die Handschriften der Stiftsbibliothek St. Gallen, Bd. 1, Abt. IV: Codices 547–669, Wiesbaden 2003, S. 82–83. Duft datiert die Handschrift ins 11., Scarpatetti, dem wir hier folgen, ins 10. Jahrhundert.

88. Duft, Kult (Anm. 78), S. 11–12.

89. Duft, Kult (Anm. 78), S. 13–14, zum Weinfässchen S. 121–127.

90. Duft, Kult (Anm. 78), S. 14–18.

91. Josef Grünenfelder, Der Stiftsbezirk St. Gallen – Kunsthistorischer Führer, St. Gallen 2012, S. 74–76.

92. Duft, Kult (Anm. 78), S. 36–49. Zu Gallus vgl. Peter Erhart, Jakob Kuratli Hüeblin und Paul Oberholzer, 1400 × Gallus, St. Gallen 2012.
93. Duft, Kult (Anm. 78), S. 54–60.
94. Duft, Kult (Anm. 78), S. 64–65.
95. Beschreibung mit Faksimile und Literaturangaben: Der St.Galler Klosterplan. Begleittext, Beischriften und Übersetzungen, hrsg. von der Stiftsbibliothek St. Gallen, Begleittext von Ernst Tremp, St. Gallen 2014. Neuester Forschungsstand in: Barbara Schedl, Der St. Galler Klosterplan. Ein Modell europäischer Klosterkultur, Wien 2014. Auf der Rückseite des Plans ist die Vita eines weiteren Heiligen festgehalten, der für die Entwicklung der Idee der Barmherzigkeit bedeutend war: des heiligen Martin von Tours, der als Soldat einem unbekleideten Armen die Hälfte seines Mantels gab.
96. Die Beischriften und deren Übersetzung mit leichten Abweichungen nach: Der St. Galler Klosterplan (Anm. 95), S. 38–40.
97. Alfons Zettler, Die frühen Klosterbauten der Reichenau. Ausgrabungen – Schriftquellen – St. Galler Klosterplan, Sigmaringen 1988, S. 57.
98. Zettler, Klosterbauten (Anm. 97), S. 48–60 und Übersichtsplan S. 61.
99. Zum Aderlass vgl. Heinrich Schipperges, Der Garten der Gesundheit. Medizin im Mittelalter, München 1985, S. 110–113; Gundolf Keil, Aderlass, in: Lexikon des Mittelalters 1, München 1980, Sp. 150–151.
100. Zum Kräutergarten: Cornel Dora, Ein heilender Garten. Der ‹Herbularius› auf dem St. Galler Klosterplan, in: Karolingische Klosterstadt Messkirch, Chronik 2014, Messkirch 2014, S. 52–57.
101. Heinz Happ, Luxurius. Text, Untersuchungen, Kommentar, 2 Bände, Stuttgart 1986, Bd. 1, S. 67, Bd. 2, S. 423–428; Morris Rosenblum, Luxorius. A Latin Poet Among the Vandals, New York und London 1961, S. 160–161, 243–244; vgl. auch Hans-Dieter Stoffler, Kräuter aus dem Klostergarten. Wissen und Weisheit mittelalterlicher Mönche, Stuttgart 2002, S. 15. Übertragung des Gedichts ins Deutsche: Cornel Dora.
102. Zu Notker dem Arzt und seinem Umfeld ausführlich Duft, Notker der Arzt (Anm. 7), zur Kaiserschnittgeburt S. 20–22.
103. Ekkehard IV., Casus sancti Galli, übers. Haefele (Anm. 7), S. 239.
104. Ekkehard IV., Casus sancti Galli, übers. Haefele (Anm. 7), S. 154.
105. Zur Handschrift vgl. Johanne Autenrieth, Der Codex Sangallensis 915. Ein Beitrag zur Erforschung der Kapiteloffiziumsbücher, in: Landesgeschichte und Geistesgeschichte. Festschrift für Otto Herding zum 65. Geburtstag, hrsg. von Kaspar Elm, Eberhard Gönner und Eugen Hillenbrand, Stuttgart 1977, S. 42–55.
106. Ekkehard IV., Casus sancti Galli, übers. Haefele (Anm. 7), S. 238–241.
107. Vgl. Duft, Notker der Arzt (Anm. 7), S. 47.
108. Zum medizinischen Kompendium in Cod. Sang. 217 vgl. Peter Köpp, Vademecum eines frühmittelalterlichen Arztes. Die gefaltete lateinische Handschrift medizinischen Inhalts im Codex 217 und der Fragmentensammlung 1396 der Stiftsbibliothek in St. Gallen, Aarau u. a. 1980; Ders., Das Handbuch eines frühmittelalterlichen Arztes in der Stiftsbibliothek St. Gallen, in: Helvetia Archaeologica 51/52 (1982), S. 163–175 (die übersetzten Zitate S. 171–172).
109. Vgl. hierzu Monica Niederer, Der St. Galler Botanicus. Ein frühmittelalterliches Herbar. Kritische Edition, Übersetzung und Kommentar, Bern u. a. 2005.
110. Ekkehard IV., Casus sancti Galli, übers. Haefele (Anm. 7), S. 239.
111. Arnold Angenendt, Heilige und Reliquien. Die Geschichte ihres Kultes vom frühen Christentum bis zur Gegenwart, München 1997, S. 261–273; Ders., Das Wunder – religionsgeschichtlich und christlich, in: Mirakel im Mittelalter. Konzeptionen, Erscheinungsformen, Deutungen, hrsg. von Martin Heinzelmann, Klaus Herbers und Dieter R. Bauer, Stuttgart 2002, S. 95–113.
112. Lawrence I. Conrad, Michael Neve, Vivian Nutton, Roy Porter und Andrew Wear, The Western Medical Tradition 800 BC to AD 1800, Cambridge 1995, S. 84; Hans-Werner Goetz, Leben im Mittelalter vom 7. bis zum 13. Jahrhundert, 7. Aufl., München 2002, S. 27–28.
113. Marc van Uytfanghe, Modèles bibliques dans l'hagiographie, in: Le Moyen Âge et la Bible, hrsg. von Pierre Riché und Guy Lobrichon, Paris 1984, S. 449–487; Bernd Kollmann, Wunder IV, in: Theologische Realenzyklopädie 36, Berlin 2004, S. 389–397; Martin Ohst, Wunder V, in: Theologische Realenzyklopädie 36, Berlin 2004, S. 397–409.
114. Gerhard Fichtner, Christus als Arzt. Ursprünge und Wirkungen eines Motivs, in: Frühmittelalterliche Studien 16 (1982), S. 1–18; Kirchner, Heilungswunder (Anm. 9), S. 41–76.
115. Angenendt, Heilige und Reliquien (Anm. 111), S. 24–235.
116. André Vauchez, La sainteté en Occident aux derniers siècles du Moyen Âge d'après les procès de canonisation et les documents hagiographiques, Rom 1981; Dieter von der Nahmer, Die lateinische Heiligenvita. Eine Einführung in die lateinische Hagiographie, Darmstadt 1994, S. 11–25.
117. Lenz, Reichsabtei (Anm. 78), S. 370–373.
118. Karl Schmuki, Ernst Tremp und Franziska Schnoor, Der Heilige Gallus 612|2012. Leben – Legende – Kult, St. Gallen 2011, S. 7–19; Max Schär, Gallus. Der Heilige und seine Zeit, Basel 2012, hier S. 19–40.
119. Walter Berschin, Gallus abbas vindicatus, in: Ders., Mittellateinische Studien, Heidelberg 2005, S. 39–56; Vita sancti Galli vetustissima. Die älteste Lebensbeschreibung des heiligen Gallus. Lateinisch/Deutsch, hrsg. von der Stiftsbibliothek St. Gallen, St. Gallen 2012, S. 8–21; Schär, Gallus (Anm. 118), hier S. 20–25.
120. Raphael Schwitter, Zur Entstehungszeit der ältesten Teile der Vita s. Galli, in: Mittellateinisches Jahrbuch 46 (2011), S. 185–200.

121. Iso Müller, Die älteste Gallus-Vita, in: Zeitschrift für schweizerische Kirchengeschichte 66 (1972), S. 209–249, hier S. 235–236; Vita sancti Galli vetustissima (Anm. 119), S. 44–45.
122. F. J. Byrne, Adamnanus v. Hy, in: Lexikon des Mittelalters 1, München 1980, Sp. 118–119; D. W. Rollason, Columba v. Iona, in: Lexikon des Mittelalters 3, München 1986, Sp. 63–65; Daibhi Ó Croínín, Iona, in: Lexikon des Mittelalters 5, München 1991, Sp. 622–623; Michael Richter, Irland im Mittelalter. Kultur und Geschichte, Münster 2003, S. 60–63.
123. Zu den Handschriften vgl. Gertrud Brüning, Adamnans Vita Columbae und ihre Ableitungen, in: Zeitschrift für Celtische Philologie 11 (1916), S. 213–304, hier S. 216–227; Ludwig Bieler, Adomnan's Life of Columba. Edited with translation and notes by the late Alan Orr Anderson and by Marjorie Ogilvie Anderson, London 1961, in: Irish Historical Studies 13 (1962–1963), S. 175–184; Jean-Michel Picard, Schaffhausen Generalia I and the Textual Transmission of Adomnán's Vitae Columbae on the Continent, in: Irland und Europa im früheren Mittelalter. Texte und Überlieferung, hrsg. von Próinséas Ní Chatháin und Michael Richter, Dublin 2002, S. 95–102; Scarpatetti, Handschriften Stiftsbibliothek St. Gallen 1 (Anm. 87), S. 27.
124. Paul Lehmann (Bearb.), Mittelalterliche Bibliothekskataloge Deutschlands und der Schweiz, Bd. 1, München 1918, S. 78, Z. 10; S. 84, Z. 29; Ratpert, St. Galler Klostergeschichten (Casus sancti Galli), hrsg. und übersetzt von Hannes Steiner, Hannover 2002, S. 214, Z. 4, vgl. auch S. 56–66.
125. Adomnan's Life of Columba, edited with Translation and Notes by Alan Orr Anderson and Marjorie Ogilvie Anderson, Edinburgh 1961, revised by Marjorie Ogilvie Anderson, 2. Aufl., Oxford 1991, S. 336–339; Adomnán of Iona. Life of St Columba, translated by Richard Sharpe, London 1995, S. 158–159, 320–321 mit Anm. 223–227; Adamnan, Das Leben des heiligen Columba von Iona, eingeleitet, übersetzt und mit Anmerkungen versehen von Theodor Klüppel, Stuttgart 2010, S. 107.
126. Barbara Stocker, Friedrich Colner. Schreiber und Übersetzer in St. Gallen 1430–1436 (mit Beigabe der deutschen Wiborada-Vita in dynamischer Edition), Göppingen 1996, besonders S. 129–134; Scarpatetti, Handschriften Stiftsbibliothek St. Gallen 1 (Anm. 87), S. 114–118, 159–162; Katalog der deutschsprachigen illustrierten Handschriften des Mittelalters, Bd. 6, Lfg. 3/4: 51. Heiligenleben, bearb. von Ulrike Bodemann, München 2005, S. 232–235, 285–286, 303–304, 322–323.
127. Vitae Sanctae Wiboradae. Die ältesten Lebensbeschreibungen der heiligen Wiborada, hrsg. von Walter Berschin, St. Gallen 1983, S. 1–30.
128. Vitae Sanctae Wiboradae, hrsg. von Berschin (Anm. 127), S. 110–231, hier S. 224–225; Stocker, Friedrich Colner (Anm. 126), S. 196–316, 257, 315.
129. Kap. 1.29, 1.35, 2.5, 2.14. Kap. 2.6, 2.9. Kap. 2.7, 2.10–2.12, 2.15.
130. K. Schnith, Thomas Becket, in: Lexikon des Mittelalters 8, München 1997, Sp. 702–704; Frank Barlow, Thomas Becket in: Oxford Dictionary of National Biography, Oxford 2004, http://wwwoxforddnb.com/view/article/27201 (15.1.2016).
131. Philipp Lenz, Construire un recueil de miracles: les miracula sancti Thomae Cantuariensis de Benoît de Peterborough, Université de Genève, mémoire de licence, 2003, S. 85–89.
132. Lehmann, Mittelalterliche Bibliothekskataloge 1 (Anm. 124), S. 110, Z. 3; Scarpatetti, Handschriften Stiftsbibliothek St. Gallen 1 (Anm. 87), S. 101–102; Lenz, Construire un recueil de miracles (Anm. 131), S. 107–111.
133. Lenz, Construire un recueil de miracles (Anm. 131), S. 85, Anm. 444, S. 89–98.
134. Materials for the History of Thomas Becket, Archbishop of Canterbury 2, hrsg. von James Craigie Robertson, London 1876, S. 21–298, hier S. 42–43.
135. Schipperges, Arabische Medizin (Anm. 29); Ders., Medizin, in: Lexikon des Mittelalters 6, München 1993, Sp. 452–459; Nancy Siraisi, Die medizinische Fakultät, in: Geschichte der Universität in Europa, hrsg. von Walter Rüegg, Bd. 1: Mittelalter, München 1993, S. 320–342; Conrad/Neve/Nutton/Porter/Wear, Western Medical Tradition (Anm. 112), S. 139–159; Jankrift, Krankheit und Heilkunde (Anm. 49), S. 18–20, 41–50.
136. G. Baader, Arzt, in: Lexikon des Mittelalters 1, München 1980, Sp. 1098–1101; Siraisi, Medizinische Fakultät (Anm. 135), S. 320–324; Conrad/Neve/Nutton/Porter/Wear, Western Medical Tradition (Anm. 112), S. 159–175.
137. Bernhard D. Haage und Wolfgang Wegner, Deutsche Fachliteratur der Artes in Mittelalter und Früher Neuzeit, Berlin 2007, S. 196–256.
138. Schipperges, Arabische Medizin (Anm. 29); H. H. Lauer, Avicenna, in: Lexikon des Mittelalters 1, München 1980, Sp. 1298–1299; Conrad/Neve/Nutton/Porter/Wear, Western Medical Tradition (Anm. 112), S. 114–115, 143; Jankrift, Krankheit und Heilkunde (Anm. 49), S. 41–45.
139. Nancy G. Siraisi, The Changing Fortunes of a Traditional Text: goals and strategies in sixteenth-century Latin editions of the Canon of Avicenna, in: The Medical Renaissance of the Sixteenth Century, hrsg. von A. Wear, R. K. French und M. Lonie, Cambridge 1985, S. 16–41, besonders S. 22–23; Nancy G. Siraisi, Avicenna in Renaissance Italy. The Canon and medical teaching in Italian universities after 1500, Princeton 1987; der genannte Druck ist auf S. 362 aufgeführt.
140. Sabine Bachofner, Cornel Dora, Karl Schmuki und Franziska Schnoor, Advent des Buchdrucks. Die Wiegendrucke der Stiftsbibliothek St. Gallen. Ausstellungskatalog 28. November 2015 bis 6. März 2016, St. Gallen 2015, S. 14.
141. Vom Einfluss der Gestirne auf die Gesundheit und den Charakter des Menschen, hrsg. von Gundolf Keil, unter Mitarbeit von Friedrich Lenhardt und Christoph Weisser, Bd. 1: [Faksimile], Bd. 2: Kommentar zur Faksimile-Ausgabe des Manuskriptes C 54 der Zentralbibliothek Zürich, Luzern 1981–1983; Friedrich Lenhardt und Gundolf Keil,

Iatromathematisches Hausbuch, in: Die Deutsche Literatur des Mittelalters. Verfasserlexikon 4, 2. Aufl., Berlin 1983, Sp. 345-351; JOHANNES G. MAYER, Das «Arzneibuch» Ortolfs von Baierland in medizinischen Kompendien des 15. Jahrhunderts, in: «ein teutsch puech machen». Untersuchung zur landessprachlichen Vermittlung medizinischen Wissens, hrsg. von GUNDOLF KEIL, Wiesbaden 1993, S. 39-61, hier S. 45-49; FRANCIS B. BRÉVART, Chronology and Cosmology. A German Volkskalender of the Fifteenth Century, in: Princeton University Library Chronicle 57 (1996), S. 225-265.

142. Vom Einfluss der Gestirne, hrsg. von KEIL (Anm. 141), S. 18-19, 44-120, Z. 7 (Edition); GUNDOLF KEIL, Klistier, in: Lexikon des Mittelalters 6, München 1993, Sp. 1216-1217; ROBERT JÜTTE, Das Zepter der heroischen Medizin, in: Symbole des Alltags, Alltag der Symbole. Festschrift für Harry Kühnel zum 65. Geburtstag, hrsg. von GERTRUD BLASCHITZ, HELMUT HUNDSBICHLER, GERHARD JARITZ und ELISABETH VAVRA, Graz 1992, S. 777-803.
143. Aristotilis Heimlichkeit, hrsg. von W. TOISCHER, in: Jahresberichte des K. K. Staats-Ober-Gymnasium in Wiener-Neustadt, Wiener-Neustadt 1882, S. 4, 7-9, 12-23 (Edition von C); GUNDOLF KEIL, Secretum Secretorum, in: Die Deutsche Literatur des Mittelalters. Verfasserlexikon 8, 2. Aufl., Berlin 1992, Sp. 993-1013.
144. FRIEDRICH LENHARDT, Hämatoskopie-Traktate, in: Die Deutsche Literatur des Mittelalters. Verfasserlexikon 3, 2. Aufl., Berlin 1981, Sp. 422-435; DERS., Blutschau. Untersuchungen zur Entwicklung der Hämatoskopie, Pattensen/Hannover 1986.
145. KARL SCHMUKI, ERNST TREMP und NINA OTTO, Heilkräuter und Gartenanlagen im Kloster St. Gallen. St. Gallen 2010, S. 46; CORNEL DORA und FRANZISKA SCHNOOR, Kurzcharakterisierung Cod. Sang. 756 online: http://www.e-codices.unifr.ch/de/list/one/csg/0756 (15.1.2016). Vgl. HAAGE/WEGNER, Fachliteratur (Anm. 137), S. 230-231, 291-292.
146. JOHANNES G. MAYER, Zur Überlieferung des «Blutschaukatalogs A», in: «ein teutsch puech machen», hrsg. von KEIL (Anm. 141), S. 166-171, S. 168, §2-6 entsprechen den Abschnitten 12-16 in Cod. Sang. 756, S. 193-196.
147. JANKRIFT, Krankheit und Heilkunde (Anm. 49), S. 80-105; KLAUS BERGDOLT, Der Schwarze Tod. Die Grosse Pest und das Ende des Mittelalters, 3. Aufl., München 2011.
148. BERNHARD DIETRICH HAAGE, Das gereimte Pestregimen des Cod. Sang. 1164 und seine Sippe. Metamorphosen eines Pestgedichtes, Pattensen/Hannover 1977.
149. JOHANNES DUFT, Die Stiftsbibliothek St. Gallen. Der Barocksaal und seine Putten. 3. überarbeitete Auflage, St. Gallen 1982, S. 11-15. Zum Saal auch: JOHANNES HUBER, Der barocke Bibliothekssaal, in: ERNST TREMP, JOHANNES HUBER und KARL SCHMUKI, Stiftsbibliothek St. Gallen. Ein Rundgang durch Geschichte, Räumlichkeiten und Sammlungen, St. Gallen 2003, S. 31-59; GRÜNENFELDER, Stiftsbezirk (Anm. 91), S. 83-101.
150. DUFT, Stiftsbibliothek (Anm. 149), S. 13-15.
151. CLAUDE CLÉMENT, Musei, sive bibliothecae tam privatae quam publicae extructio, instructio, cura, usus libri IV, Lyon 1635, S. 60-63. Vgl. auch INGRID ODELSTIERNA, Psyches Iatreion, in: Donum Grapeanum, Uppsala 1945, S. 376-407; PETRA HAUKE, Domus Sapientiae. Ein Beitrag zur Ikonologie der Bibliotheksraumgestaltung des 17./18. Jahrhunderts unter besonderer Berücksichtigung des Klosters St. Mang, Füssen, Bad Honnef 2007, S. 98-114. Herzlichen Dank an Hans Haselbach für den Hinweis.
152. GRÜNENFELDER, Stiftsbezirk (Anm. 91), S. 143.
153. ILDEFONS VON ARX, Geschichten des Kantons St. Gallen, Bd. 3, St. Gallen 1813, S. 453. Zur Frage der Kriegsbeute von 1712 vgl. RAINER J. SCHWEIZER, KAY HAILBRONNER und KARL HEINZ BURMEISTER, Der Anspruch von St. Gallen auf Rückerstattung seiner Kulturgüter aus Zürich, Basel 2002, S. 34.
154. PETER ERHART, Das Gesundheitswesen im frühneuzeitlichen St. Galler Klosterstaat, in: Zeit für Medizin (Anm. 76), S. 17-24, besonders S. 19-20.
155. Allgemein zur Liquidation des Stiftsguts: MARKUS KAISER, Die Liquidation der St. Galler Stiftsgüter, in: Fürstabtei St. Gallen - Untergang und Erbe 1805/2005, St. Gallen 2005, S. 41-58.
156. JOHANNES HUBER, Medizin und zerstossene Heilige für unterwegs, in: Vedi Napoli e poi muori - Grand Tour der Mönche, hrsg. von PETER ERHART und JAKOB KURATLI HÜEBLIN, St. Gallen, 2014, S. 264-266.

Register der Handschriften und Drucke

Handschriften

Drucke

Abbildungsnachweis

Staatsbibliothek Bamberg: 14–15
Zentralbibliothek Zürich: 42

Alle weiteren Abbildungen

Stiftsbibliothek St. Gallen